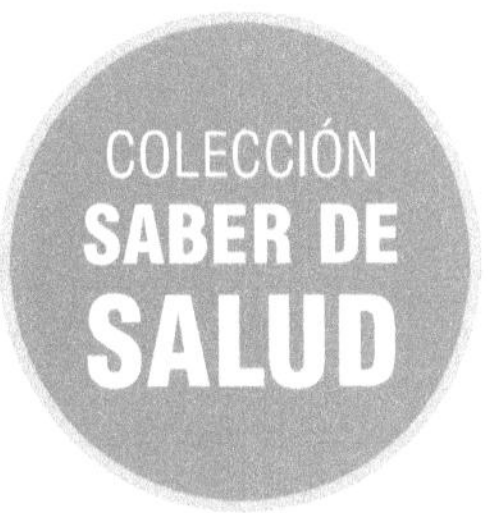

TODO SOBRE
CELULITIS
VÁRICES Y ESTRÍAS

Por Dra. Romin

Dra. Romin
    Celulitis / Dra. Romin ; 1a ed. - Buenos Aires: Dos Tintas, 2008.

    1. Celulitis-Salud 2. Medicina Popular I. Título
    CDD 615.882

Este libro es sólo informativo. Consulte siempre a su médico de confianza.

ÍNDICE

INTRODUCCIÓN

Introducción

Actualmente el género humano, en general, ha cambiado su actitud ante la salud y la enfermedad. Hay un interés mayor por saber e informarse con exactitud, acerca de diferentes alternativas de una vida más sana.

Cuando no se poseen conocimientos sobre los factores de riesgo de cualquier enfermedad o se desconoce el camino adecuado para poseer una salud óptima y por ende, una calidad de vida superior, se está en desventaja con las reglas de la vida.

En el caso de la celulitis, las várices y las estrías, temas que abordamos en este libro, es necesario conocer los factores determinantes de cualquiera de ellas para poder prevenirlas, así como los síntomas de las mismas, para poder combatirlas a tiempo.

También es sumamente importante tomar conciencia de la importancia de una vida sana, con el fin de procurarnos un estado ideal físico, así como psicológico, afectivo e intelectual.

Este libro pretende dar un panorama informativo y orientativo, para que podamos ocuparnos a tiempo y encaremos algún tratamiento adecuado, ya sea para combatir la celulitis, las várices y/o las estrías.

De ningún modo se pretende sustituir, con la información que ofrecemos, la consulta al médico. Por lo tanto, le aconsejamos realizar controles periódicos, visitando a un especialista.

No se automedique ni siga dietas de las que desconfía.

Al empaparse sobre el tema que le ofrecemos, leyendo este libro, usted podrá manejarse con más confianza, adquiriendo básicos conocimientos que le serán de utilidad.

Para finalizar, en este libro le ofrecemos también, un enfoque diferente sobre la salud y la enfermedad, y una mirada más amplia e integral sobre la celulitis, las várices y las estrías, y el por qué de sus desarrollos.

Además, compartimos con ustedes, tratamientos alternativos y coadyuvantes, que ayudarán a enriquecer su estilo de vida.

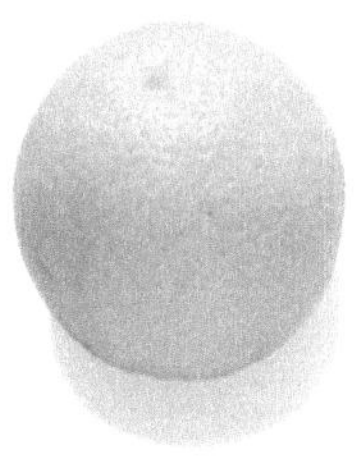

: DISTINTOS TIPOS DE
CELULITIS

Aunque la celulitis existe desde tiempos remotos, nunca ha tenido la importancia estética que tiene ahora. Se debe principalmente a los hábitos alimenticios, el estilo de vida que solemos llevar y sobre todo, a la falta de ejercicio.

La celulitis se instala pronto y resulta muy difícil de eliminar. Ante dicha presencia no funcionan los remedios rápidos, ni los productos milagrosos. Es un problema complejo en el que intervienen múltiples factores y que debe ser afrontado con métodos terapéuticos de real eficacia, así como con tratamientos coadyuvantes.

¿Qué significa celulitis?

Etimológicamente la palabra "celulitis" significa inflamación de las células.

La verdadera celulitis es una enfermedad edematoso-fibro esclerótica que no debe ser considerada como un simple concepto estético y corporal o como una adiposidad localizada.

Es una patología que afecta no solo a las células grasas, sino también al tejido intersticial y a los vasos sanguíneos más pequeños.

¿Qué es la celulitis?

Como dijimos antes, es errónea la información que afirma que la celulitis es una acumulación de grasa en alguna parte del organismo.

La celulitis, en realidad, se debe a un trastorno circulatorio a nivel local. Al no producirse un drenaje correcto de nuestras células grasas o adipocitos, los desechos e impurezas se acumulan en forma líquida, al principio, para adquirir después una consistencia espesa.

La acumulación de este líquido espeso produce como consecuencia una irritación de las células llamadas fibroblastos, que comienzan a producir colágeno en mayor cantidad. El resultado es un apelmazamiento de la acumulación y la consecuente tracción de la dermis, lo que ocasiona la temida "piel de naranja". Podemos decir entonces, que la celulitis proviene de la acumulación de células, muchas veces grasas (adipocitos), organizadas en forma de nódulos, que comprimen los vasos sanguíneos, los vasos linfáticos y las terminaciones nerviosas.

Como consecuencia de esta formación de nódulos, se produce la salida de agua (edema) y otras sustancias de los vasos sanguíneos. Dichas sustancias deterioran las fibras de colágeno y elastina, endureciéndolas y rodeando los nódulos, dando lugar a la lipoesclerosis.

La genética, la vida sedentaria y la acción de algunas hormonas femeninas son el caldo de cultivo ideal para la acumulación de grasa localizada en ciertas zonas, y la aparición de lipodistrofia, conocida comúnmente como **celulitis**.

Este cuadro congestivo localizado, que en un nivel inicial tiene el aspecto de piel de naranja, aparece principalmente en el vientre, la cadera, los glúteos y los muslos, teniendo una escasa relación con el sobrepeso.

En estados avanzados, la celulitis puede crear problemas de más difícil solución como flacidez, edemas, várices, estrías y piernas cansadas, instalándose en zonas muy específicas del cuerpo como caderas, glúteos, vientre, muslos, rodillas y tobillos.

DISTINTOS TIPOS DE CELULITIS

Debido a motivos hormonales, la celulitis afecta al 90% de las mujeres y no sólo en el caso de las más obesas.

La adolescencia, la época premenstrual, el embarazo y la menopausia son situaciones de alto riesgo que pueden desencadenarla, aunque también la herencia genética juega un papel importante.

Aunque la celulitis se puede observar de distintas formas en las mujeres, esta dolencia se puede agrupar en clases que ayudarán a identificarlas.

Para los profesionales de la estética, existen cinco tipos de celulitis.

Dentro de esta clasificación, encontramos:

- **Celulitis generalizada.**
- **Celulitis localizada.**
- **Celulitis dura.**
- **Celulitis fláccida.**
- **Celulitis edematosa.**

Explicaremos, a continuación, cada uno de estos tipos de celulitis.

• Celulitis generalizada:

Este tipo de celulitis aparece, casi exclusivamente, en mujeres obesas, con hábitos alimentarios desequilibrados. Comienza en la pubertad y con el aumento de la edad los factores suelen ser cada vez más desfavorables.

Los trastornos suelen incrementarse, por lo que se ocasionan importantes cambios estéticos.

• Celulitis localizada:

La celulitis localizada es un tipo de celulitis que origina fenómenos dolorosos. Las zonas donde suele instalarse, mostrando preferencia, son las piernas; el abdomen, las nalgas, los tobillos, la parte inferior de la espalda; la parte superior de los brazos; y la parte superior de la espalda, justo debajo de los hombros.

• Celulitis dura:

Esta celulitis se encuentra en mujeres jóvenes de buen físico y generalmente deportistas o bailarinas, cuyos tejidos son firmes y bien tonificados y sin edemas, lo que dificulta su localización.

Sin embargo la celulitis se hace evidente por medio de la prueba del pellizco en la piel (aparece la piel de naranja).

• Celulitis fláccida o blanda:

La celulitis fláccida es típica en personas sedentarias o en aquellas que alguna vez fueron activas y ya no lo son. Por consiguiente, suele verse reforzada por los malos hábitos de vida.

También se presenta en personas que han sido sometidas a distintos tipos de tratamiento, en donde han subido y bajado de peso bruscamente.

• Celulitis edematosa:

Se encuentra en mujeres de todas las edades, pero es mas frecuentes en jóvenes y adolescentes.

En mujeres de edad suele presentarse como piernas gruesas.

La celulitis edematosa suele localizarse principalmente en los miembros inferiores, donde la piel presenta a simple vista, la típica piel de naranja. Este tipo de celulitis suele ir acompañada de dolores e hinchazón.

Zonas más propensas

La celulitis en general, a la hora de instalarse, suele elegir determinadas zonas del cuerpo. Destacan los muslos, las nalgas (que adquieren un aspecto acolchado), el vientre (donde la celulitis se instala a partir de los 40 años, sobre todo debido al sedentarismo) y el interior de las rodillas (donde puede surgir ya en la pubertad y es muy reacia a los tratamientos). También la cara interna de los brazos es considerada zona de riesgo (sobre todo durante el embarazo y tras los aumentos de peso) y el cuello (que es afectado por la celulitis especialmente durante y después de la menopausia) y que da origen al llamado "cuello de bisonte".

FACTORES DETERMINANTES DE LA CELULITIS

Nadie nace condenado a padecer celulitis. Ni hombres ni mujeres. De hecho, los adipocitos son básicamente iguales entre ambos sexos.

Sin embargo el sistema hormonal es el que hace que, con la llegada de la pubertad, aparezcan las diferencias. Y en el caso de la mujer, una de esas diferencias es la propensión a acumular grasa como fruto de los estímulos que sus hormonas envían a los adipocitos.

A fin de cuentas, la grasa cumple una función esencial en la reproducción de la especie y la naturaleza se ha asegurado de que la mujer almacene en su cuerpo la energía necesaria para hacer frente a etapas como el embarazo o la lactancia. En ese sentido, se ha constatado que tanto la baja fertilidad como la esterilidad son más frecuentes en mujeres delgadas o de masa muscular muy desarrollada que en mujeres con mayor sobrepeso. De todas formas, cabe aclarar que no se trata de un hecho determinante puesto que hay mujeres que han dado a luz varios hijos y nunca han tenido celulitis.

Generalmente, la celulitis suele combatirse por razones estéticas pero en muchos casos el problema se convierte en una enfermedad dolorosa.

Una celulitis muy acusada puede llevar asociados trastornos como cefaleas, depresión, baja autoestima, hipersensibilidad, artritis y hasta deformaciones físicas. Por lo tanto, y en tales casos, ya no hablamos de un problema estético sino de salud.

Como dijimos, la celulitis, aunque no es un fenómeno exclusivamente de la mujer, tiende a afectar a ésta principalmente. Además, no se manifiesta de la misma manera en todas las personas. Esto deja ver que existen ciertos factores que predisponen a la celulitis, dentro de los cuales, encontramos:

- **Factores hormonales.**
- **Factores congénitos.**
- **Factores alimentarios.**
- **Factores relacionados con el estilo de vida.**
- **Factores psicológicos.**

• Factores Hormonales

Durante el transcurso de la vida de la mujer, se presentan varios momentos en los que la misma se encuentra susceptible a contraer celulitis. Estos momentos son la pubertad, el embarazo y la menopausia.

Durante estos momentos, existe en el cuerpo femenino un aumento de la actividad de estrógeno, que provoca una modificación del reparto y volumen del tejido adiposo, favoreciendo el cúmulo de grasa.

Entonces, decimos que la celulitis está ligada a los estrógenos secretados (para preparar la mucosa uterina antes de la ovulación). Por lo tanto, el riesgo de desarrollar o de agravar una celulitis, se agudiza en los momentos de la vida de la mujer, anteriormente citados.

Como hemos dicho, la celulitis tiende a desarrollarse en algunos momentos de la vida como la pubertad, el embarazo o la menopausia. Sin embargo, cabe aclarar que la lactancia materna favorece su desaparición, en caso de padecerla. Asimismo, si aún no se la tiene, previene su aparición.

• Factores Congénitos

Mediante la realización de diferentes estudios, se ha comprobado que las personas que tienen antecedentes familiares de celulitis, presentan una mayor predisposición a padecerla.

Esto nos lleva a afirmar que puede aparecer celulitis en personas no obesas.

• Factores Alimentarios

Es bien sabido que los malos hábitos alimenticios pueden provocar una eliminación deficiente de lípidos, prótidos y glúcidos.

También la mala alimentación provoca trastornos digestivos, que implican una mala eliminación de desechos y toxinas.

Desarrollaremos en un capítulo aparte, el tema de la celulitis en relación a la alimentación.

• Estilo de Vida

Hay diferentes costumbres en la vida de una persona que agravan la posibilidad de contraer celulitis. Estas costumbres tienen que ver con la vida sedentaria, el tabaco, el consumo de alcohol, el uso de ropa ajustada. Son todos factores que predisponen a la aparición de la celulitis.

• Factores Psicológicos

Existen otros factores de orden psicológico, como el cansancio, el nerviosismo, la ansiedad y el estrés que predisponen a las personas a padecer alteraciones circulatorias. Dichas alteraciones promueven el proceso de formación de la celulitis.

CLAVES PARA PREVENIR
O COMBATIR LA CELULITIS

Prevenir la aparición de la celulitis depende de cada persona. En general tiene que ver con un estilo de vida más óptimo y equilibrado, en el que los diversos factores que hemos enumerado pueden tenerse en cuenta para controlar o evitar la aparición de la celulitis.

Hay algunos consejos prácticos que se deben tener en cuenta para prevenir o combatir la celulitis. Beber agua, hacer ejercicio y seguir una dieta sana son algunas de las claves que hay que tener en cuenta:

1. Beber agua. Es ideal beber, al menos 2 litros al día, repartidos entre comidas.

2. Observar a tu madre. La predisposición a la celulitis se hereda, si en la familia hay casos de celulitis, es conveniente seguir el plan de prevención.

3. Fruta. Tomar cinco piezas de fruta al día como mínimo. Por su riqueza en vitaminas, minerales, fibra y agua son un medicamento ideal para combatir la celulitis.

4. Abandonar los malos hábitos. Es conveniente dejar el tabaco, el alcohol y el café, enemigos de la salud, la juventud, la piel… (al finalizar el libro, nos explayaremos sobre ellos)

5. Usar las escaleras. Un ejercicio tan sencillo, pero tan beneficioso para conservar las piernas jóvenes.

6. Fibra. No deberíamos pasar un día sin fibra. La misma regula el intestino.

7. Compensar los desequilibrios hormonales. La menstruación, los embarazos y la menopausia descolocan los sistemas. Es conveniente tenerlos en cuenta y evitar los inconvenientes que acarrean.

8. Dejar las grasas (bollería industrial, helados, bebidas con gas, fritos, etcétera) y los alimentos salados (ahumados, salazones, salsas, etcétera). Son enemigos de la salud.

9. Evitar baños de agua muy caliente. Las duchas de agua fría (o alternadas, ver hidroterapia) mejoran la circulación y aumentan las defensas naturales.

10. Constancia día a día. Hacer los ejercicios específicos durante toda la vida, ya que la celulitis vuelve en cuanto uno se descuida.

Como dijimos anteriormente, existen diversos factores que posibilitan la aparición de la celulitis. En la medida es que modifiquemos estos factores, podremos darle batalla a la misma, mejorando la calidad de vida, y favoreciendo y dando lugar a una salud ideal.

A continuación, nos detendremos en tres puntos básicos, para prevenir o bien combatir la celulitis:

• Una alimentación adecuada.
• Ejercicios físicos y respiratorios.
• Tratamientos (profesionales, coadyuvantes, locales, caseros).

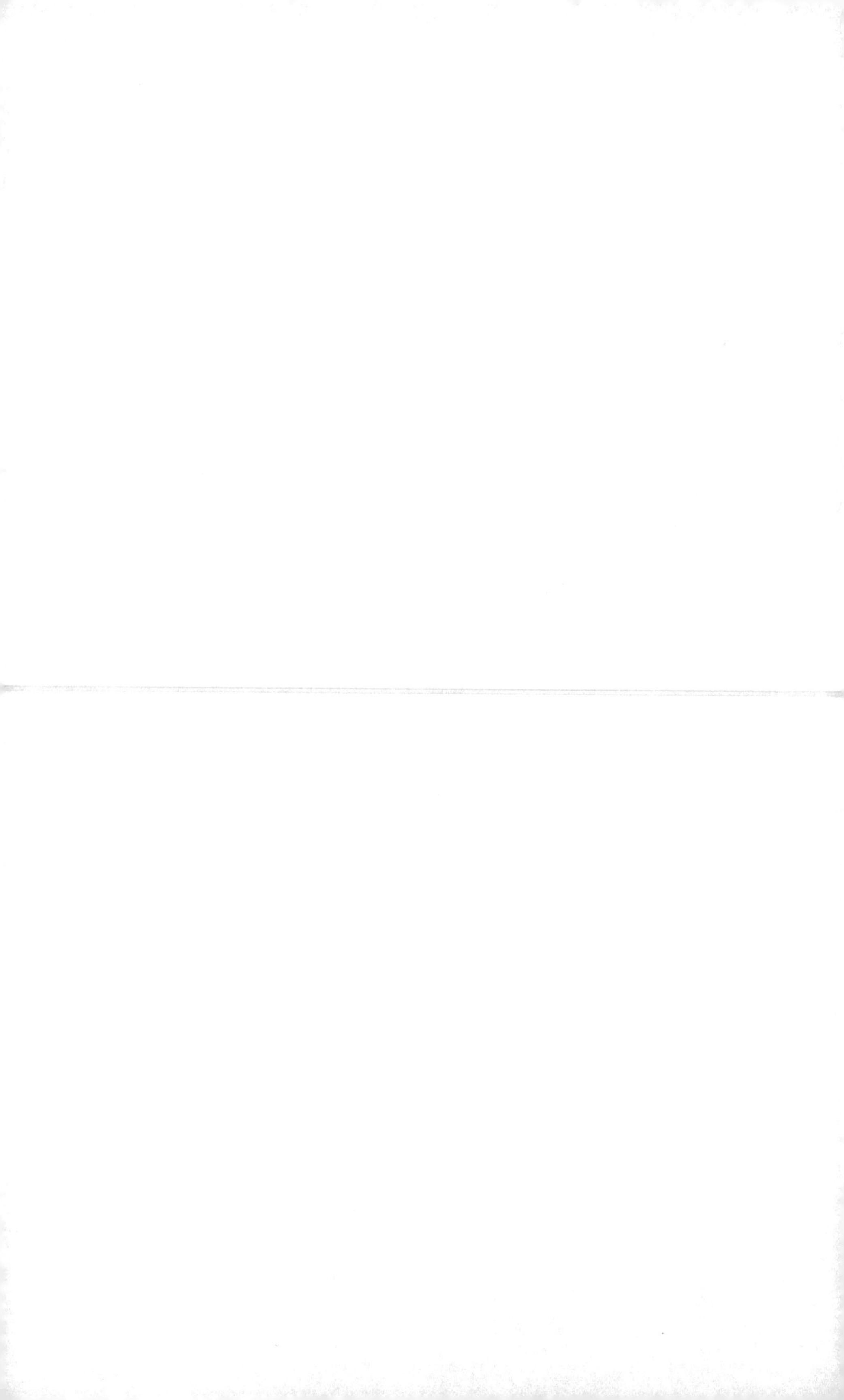

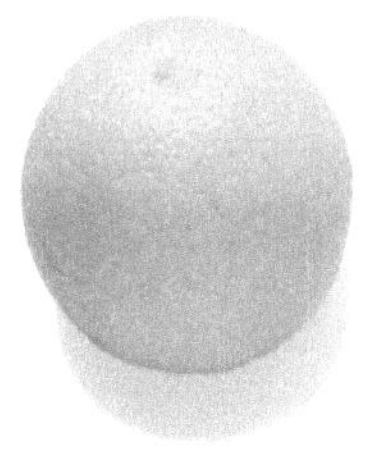

: UNA ALIMENTACIÓN
ADECUADA

Controlar la celulitis requiere prevención y constancia. La primera medida a tomar es la de adoptar una adecuada alimentación, ya que existe una estrecha relación entre la cantidad de toxinas acumuladas en el cuerpo y la aparición de celulitis.

Podemos decir que las personas que sufren de estreñimiento, son más propensas a padecerla.

En general, los alimentos más idóneos son los que aportan pocas calorías y posean propiedades diuréticas, favoreciendo así la actividad de los riñones.

Debe tenerse en cuenta que el régimen adaptado al tratamiento de la celulitis no es un régimen que apunta simplemente a que la persona pierda peso. Debe estar atento a ciertas necesidades naturales del organismo que padezca esta afección.

Reiteramos que la celulitis disminuye notablemente con la alimentación sana y equilibrada. Las dietas ricas en grasas saturadas, o regímenes de adelgazamiento drásticos, aceleran y empeoran la situación. Comer sano y variado es la mejor manera de ayudar al organismo a depurar toxinas y movilizar grasas.

Hay tres principios básicos a tener en cuenta para seguir un tratamiento de orden alimentario:

El régimen a seguir debe ser rico en agua; de este modo se logra por un lado purificar el organismo forzando al riñón para que elimine más agua y, por lo tanto, más residuos tóxicos. Por otro lado, el agua extraerá la sal, limpiando las zonas con celulitis. Es aconsejable beber agua en el transcurso de las comidas, siempre y cuando la alimentación sea sin sal. Hay que destacar que el agua que ocupa permanentemente una parte del estómago desempeña la función de un corte de digestión natural. Es recomendable beber aguas minerales ligeramente diuréticas.

El régimen a seguir debe ser pobre en sal, ya que ésta fija el agua en los tejidos. Por otro lado, el régimen sin sal no presenta ningún inconveniente y la alimentación ya aporta la suficiente cantidad de este mineral, para las necesidades esenciales del hombre. La sal abre el apetito, pero la insipidez de los alimentos calma rápidamente el hambre. Es indispensable suprimir la sal adicional. Es importante aclarar que además hay que evitar los alimentos ricos en sal como ser los embutidos, los quesos, el chocolate, etcétera.

Finalmente el régimen debe ser rico en proteínas animales, este es el principio básico de la dieta anti celulitis. A partir de exámenes de sangre practicados en una serie de mujeres con celulitis, se puede demostrar que, con mucha frecuencia, hay una disminución de proteínas en la sangre, lo cual implica predisposición hacia el edema. Las proteínas animales son alimentos que provienen de la carne animal, y pueden encontrarse tanto en la carne magra, como en la de buey o ternera, así como en el pescado, los crustáceos, las aves, los huevos y los quesos. Cuando están combinadas con materias grasas (casi siempre) es necesario separarlas.

El tercer punto de un régimen anti celulitis es sumamente importante, ya que las proteínas son los únicos alimentos indispensables para el hombre, y que éste no sabe fabricarlas. Si el hombre carece de proteínas, reabsorbe sus propios músculos. Por lo tanto, un régimen con proteínas permitirá que los tejidos se adelgacen, sin reblandecerse demasiado.

Completando el tema de las proteínas, agregamos que las mismas tienen una función antiedematosa. Aumentan la resistencia del organismo y disminuyen el apetito.

DIETAS PARA COMBATIR LA CELULITIS

De nada sirve un régimen radical, si lo que se quiere es eliminar la celulitis, ya que no beneficia a nadie perder peso a un ritmo demasiado rápido. En general, este tipo de regímenes pueden resultar contraproducentes para el aspecto de la piel y el organismo en general.

En lugar de restringir drásticamente el consumo de alimentos de muchas calorías, lo mejor es tomar alimentos sanos y variados. Hay una gran lista de ellos, que resultan enormemente eficaces a la hora de eliminar la celulitis. Esto se debe a sus propiedades diuréticas, depurativas o reguladoras.

Alimentos recomendados

Los alimentos ricos en vitaminas y minerales (frutas, legumbres, verduras) poseen grandes propiedades beneficiosas para nuestro organismo: actúan como antioxidantes naturales, mejoran la circulación y el retorno venoso, limpian las arterias y retrasan el envejecimiento celular.

Ofrecemos una lista de estos alimentos, con sus respectivas propiedades.

- **Acelgas**: laxantes y depurativas.
- **Ajo**: regula la circulación y limpia las arterias.
- **Alcachofas o alcauciles:** depurativa del hígado y laxante. Enemiga de los kilos.
- **Apio:** diurético, laxante y regulador hormonal.
- **Arroz integral:** rico en fibra, depurativo y laxante.
- **Cebolla:** regula la circulación y es diurética.
- **Cereales integrales:** ricos en fibra, laxantes y depurativos.
- **Espárragos:** diuréticos, laxantes. Pprotectores de los capilares.
- **Espinacas:** laxantes y depurativas.
- **Fresas:** diuréticas, ricas en vitamina C y antiinflamatorias.
- **Kiwi**: laxante y rico en vitamina C. Protector capilar.
- **Limón:** diurético y rico en vitamina C. Protector de las arterias.
- **Manzanas:** laxantes y digestivas.
- **Pan integral:** rico en fibra, depurativo y laxante.
- **Piña o ananá:** diurética y rica en enzimas digestivas.
- **Sandía:** diurética e hipocalórica.
- **Zanahoria:** laxante y rica en betacaroteno, vitaminas de la piel.

Alimentos no recomendados

- **Bebidas alcohólicas.** Un vasito de vino o cerveza son diuréticos y contienen vitaminas y antioxidantes, pero superar esa cantidad por día tiene más inconvenientes que beneficios.
- **Café, cacao y chocolate.** Su contenido en excitantes fomenta la celulitis.
- **Alimentos muy procesados.** Están llenos de calorías vacías y grasas de origen dudoso.
- **Dulces industriales.** Azúcares sin vitaminas asociadas y gran cantidad de grasa.
- **Proteínas (en exceso).** Las proteínas son muy convenientes, pero un exceso sobrecarga los riñones y produce acumulación de toxinas.
- **Sal.** Suprimirla completamente porque favorece la retención de líquidos.

Hay que comenzar por restringir el consumo de alcohol, café, dulces y sal; los tres primeros porque dificultan el trabajo depurativo del hígado y en el caso de los dulces porque además contienen azúcares simples de rápida absorción.

En cuanto a la sal, porque favorece la retención de líquidos. Es recomendable sustituirla por limón y hierbas aromáticas.

Además se deben evitar las grasas animales saturadas (mantequilla, embutidos) y comer sobre todo alimentos ricos en fibra como legumbres, frutas, verduras y cereales integrales.

También, se sugiere cocinar con aceite de oliva en proporciones moderadas, y beber entre comidas al menos dos litros de agua.

En cuanto al pan, es conveniente que sea siempre integral y consumido en cantidades discretas.

Para finalizar, agregamos que los lácteos son recomendados por su aporte de calcio, pero es conveniente que sean descremados.

Compartimos con ustedes, varias opciones de dietas anti celulíticas.

Dentro de las mismas, encontramos:

- Dieta depurativa
- Dieta en períodos
- Dieta para mujeres delgadas con celulitis.

Dieta depurativa

Esta dieta es una opción más para realizar una desintoxicación en el organismo.

La idea es hacer esta dieta, una vez a la semana, con el fin de depurar y desintoxicar todo el cuerpo, ayudándolo a eliminar los excesos y depurar las toxinas acumuladas durante siete días, que se fijan en algunas zonas claves del cuerpo.

Para el día de la semana que se elija, se debe tener en cuenta lo siguiente: no se debe pasar hambre; se puede comer sin límite de cantidad, pero siempre que sea un alimento vegetal de temporada (frutas, verduras, hortalizas); es conveniente ingerir alimentos crudos, cocidos o en jugos y beber al menos dos litros y medio de agua.

Este día semanal bien puede ser una costumbre para toda la vida, ya que además de mejorar el aspecto de la piel, se gana en salud, vitalidad y energía.

Dieta en períodos

Cabe aclarar que este régimen no es recomendable practicarlo en forma aislada.

Para que esta dieta tenga real eficacia, la persona que padece celulitis, debe acompañarla con un tratamiento general y local.

En combinación con el tratamiento local, esta dieta dispone de tres períodos (de dos semanas cada uno).

• Primer período del régimen

Régimen de proteínas puras: durante dos semanas se pueden ingerir seis categorías de alimentos, en cantidad ilimitada, tan a menudo como se desee y también se pueden mezclar entre si todos estos alimentos.

Se dispone de entera libertad para ingerir estas seis categorías de alimentos.

Las carnes

Caballo: están permitidos todos los trozos de esta carne.
Ternera: sólo se pueden consumir la escalopa y el asado.
Buey: está todo permitido, excepto el solomillo.
Estas carnes deben hacerse a la parrilla o hervidas, descartando antes de cocinar las materias grasas.

Los pescados

Pueden consumirse el lenguado, la merluza, el bacalao, la dorada, el salmonete, la lubina, la pescadilla y la raya.

También están permitidos las langostas, los langostinos, el cangrejo, la tortuga y las ostras.

Todos los pescados mencionados deben ser preparados sin grasas (hervido, a la parrilla, al horno, etcétera), nunca fritos.

Las aves de corral

Esencialmente el pollo, asado y consumido sin la piel. También se permiten el conejo y la caza a la brasa.

Los huevos

Deben ser consumidos duros o pasados por agua. Si se preparan fritos, hacerlo en una paella de silicona, sin usar materia grasa.

Los quesos blancos

Cualquier queso que se elija debe carecer de materia grasa.

Agua mineral

Dos litros de agua mineral por día.

Durante estas dos semanas, se puede consumir en forma moderada café, té y demás infusiones. Las mismas pueden ser endulzadas con un edulcorante dietético, pero sin azúcar.

La sal debe ser sustituida por una sal dietética y la mostaza no debe contener sal.

Está permitido ingerir vinagre, pimienta y algunas hierbas (tomillo, laurel, romero...). En cambio, el limón está prohibido (excepto sobre el pescado y en el té).

Descontando los alimentos mencionados, todo lo demás queda prohibido, incluso las frutas y legumbres.

• Segundo período del régimen

Después del último día de la segunda semana y hasta el último de la cuarta, el régimen basado en el consumo de proteínas, puede ser ampliado con verduras. Con respecto a aquellas que están permitidas, enumeramos las siguientes: tomates, pepinos, rábanos, judías verdes, espinacas, ensaladas, espárragos, puerros, coles, champiñones, apios, hinojo, pimentones y calabazas.

Todas estas verduras pueden ser preparadas cocidas con agua, o bien crudas, preparadas con aceite de parafina. En este caso, las cantidades tampoco están limitadas. Pueden ser acompañadas con limón.

• Tercer período del régimen

Cuando han transcurrido cuatro semanas de régimen y se comienza con el tercer período, a las proteínas y legumbres, pueden añadírseles frutas.

Sin embargo, en este caso, las cantidades sí están limitadas. Por otro lado, tampoco se pueden comer todos los tipos de frutas.

Las permitidas son el pomelo y la piña o ananá natural.

Esto se debe a que se trata de frutas jugosas, refrescantes, pobres en calorías y que poseen enzimas particularmente favorables para el tratamiento.

Las fresas, los duraznos blancos o melocotones y el melón también están autorizados, pero desafortunadamente no son frutas de todo el año.

Este régimen en períodos, de seis semanas en total, es un régimen tipo, conveniente para casos medios de celulitis, que afectan a mujeres cuyo peso es superior al normal.

Dieta para mujeres delgadas con celulitis

En el caso de mujeres delgadas, es sumamente delicado prescribir un régimen, ya que se podría correr el riesgo de producir un adelgazamiento indeseable.

Por lo tanto, simplemente se sugiere un periodo de dieta de sólo nueve días.

El mismo está compuesto por:

• Tres días de régimen proteico puro.
• Tres días de régimen proteico puro, más legumbres.
• Tres días de régimen proteico puro, más legumbres, más frutas.

Al finalizar este régimen, deberán proseguir este tercer tipo de régimen, mientras dure el tratamiento local. De este modo, el adelgazamiento será menos pronunciado.

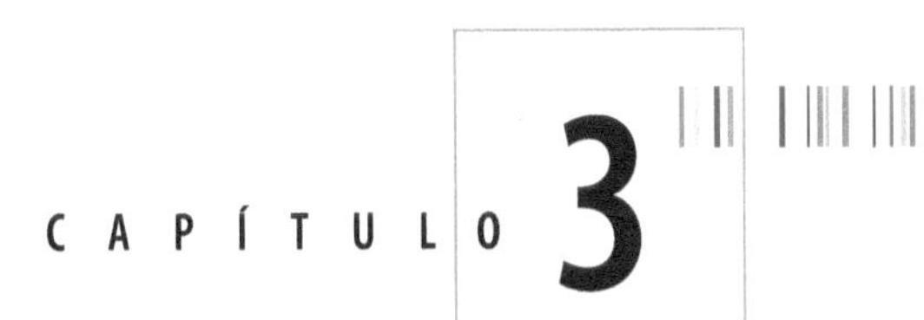

CAPÍTULO **3**

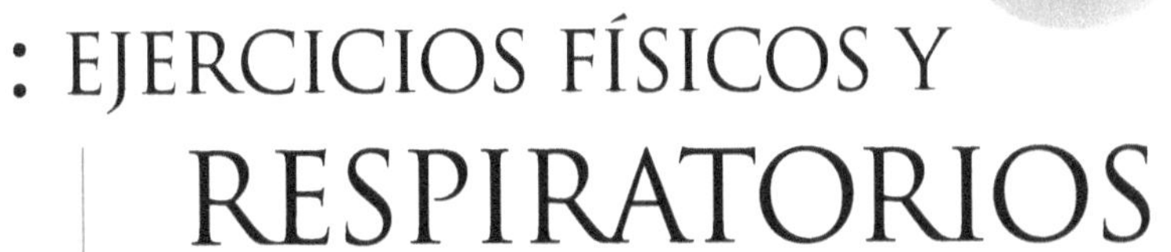

: EJERCICIOS FÍSICOS Y
RESPIRATORIOS

Para combatir la celulitis, no alcanza solamente con hacer dieta, sino que también son importantes los tratamientos profesionales y una rutina adecuada de ejercicios físicos y respiratorios.

El ejercicio juega un papel muy importante. Resulta muy efectivo y saludable tanto caminar, como andar en bicicleta o correr. Si estos ejercicios se realizan en forma constante, sirven para tonificar los músculos de las piernas y las caderas. Si además, se realizan pesas y masajes, se puede combatir con éxito el problema.

Por otro lado, las nalgas y las piernas pueden resultar muy favorecidas con la práctica de la natación.

La celulitis resulta ser una enemiga del sedentarismo. Cuando una persona trabaja sentada o de pie durante muchas horas al día, ofrece la circunstancia perfecta para que la celulitis se instale a gusto en sus zonas preferidas.

Por el contrario, si el sujeto se mueve, mejora la circulación y el retorno venoso de las piernas, impidiendo la acumulación de sustancias tóxicas y grasa.

Costumbres tan sencillas como subir las escaleras andando, caminar a paso rápido con zapatos cómodos o sentarse con las piernas elevadas ayudan a parar el proceso.

Si además, se practica deporte al menos una hora, tres o cuatro veces por semana, se tiene muchas probabilidades de evitar la acumulación de grasas, consiguiendo aumentar la masa muscular y reafirmando los tejidos.

Un buen plan combina tres disciplinas altamente beneficiosas contra la celulitis: correr, nadar y andar en bicicleta, junto a los ejercicios específicos anti-celulitis.

Por otro lado, es importante realizar ejercicios respiratorios, ya que como resultado de una deficiencia respiratoria, se obtiene un organismo enfermo, debilitado y sin defensas.

El oxígeno bien asimilado se fija en la sangre y es llevado por ella a todas las células de los órganos. De esta forma se asegura una buena nutrición, trabajo y calor corporal.

La gimnasia respiratoria activa dos funciones fundamentales: la asimilación y la eliminación. Esta gimnasia combate el cansancio, fortifica los nervios, favorece el sueño, entre otras ventajas.

Las personas débiles o con afecciones en el corazón o los pulmones, deben consultar al médico en cuanto al grado de esfuerzo que puedan realizar en estos ejercicios. Hechos con moderación y supervisión de un profesional, resultan muy beneficiosos en todos los casos.

Para realizar gimnasia respiratoria, debe elegir o bien la mañana, al levantarse, o bien antes de acostarse. Preferentemente, ubíquese frente a una ventana abierta o al aire libre, sin ropas que lo opriman. Párese en forma recta, con los hombros hacia atrás, las manos en la cintura o levantándolas a medida que se efectúa la inspiración, manteniéndolas en alto y juntas al retener el aire y bajándolas lentamente al espirarlo.

La forma ideal de realizar este ejercicio, es logrando una inspiración por nariz, llenando de aire primero el abdomen y luego el pecho, de forma profunda. Se retiene el aire por unos segundos y luego se espira hasta expulsar todo el aire retenido.

Estos ejercicios ayudan a oxigenar y mejorar la calidad de la sangre, alimentando debidamente los pulmones.

CAPÍTULO **5**

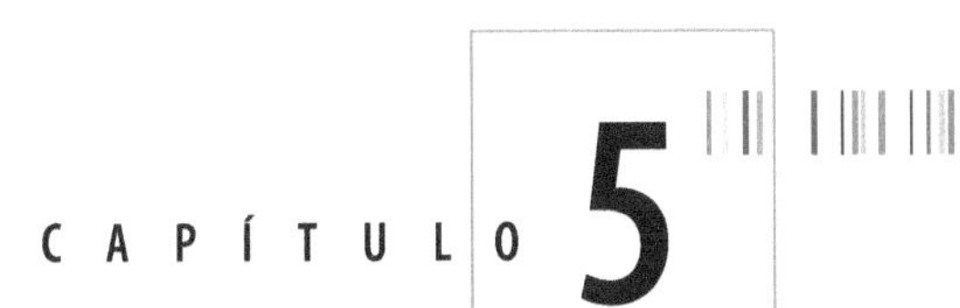

: PREGUNTAS
FRECUENTES

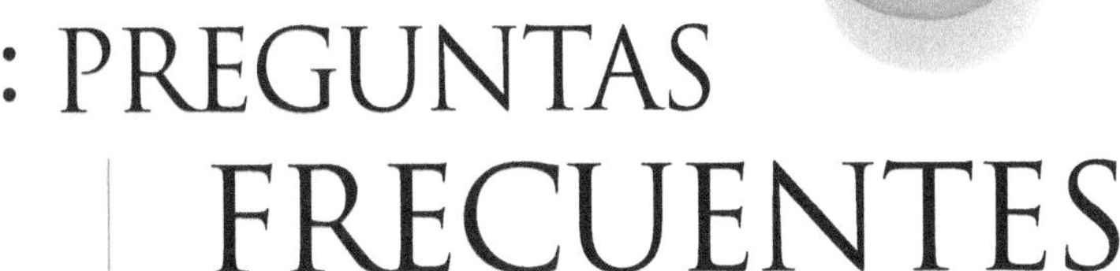

Tratamientos profesionales

Reiteramos que hay varias formas de celulitis, y que las mismas dependen de un número variable de factores.

Sea celulitis localizada o generalizada, o bien esté asociada a factores nerviosos u hormonales, siempre hay, en la base, un problema de circulación sanguínea.

Durante la formación de la celulitis, recordemos que las células excedentes comprimen los vasos sanguíneos. Por consiguiente, hay una disminución sanguínea que favorece la acumulación de otras células que asfixian a su vez los tejidos.

Para poder salir de este círculo vicioso, hay que proceder a realizar un tratamiento (existen desde los más simples hasta los más complejos) que ayude a limpiar absolutamente, todos los residuos que se han aglomerado, promoviendo una circulación adecuada.

Existen diferentes remedios para reducir estas antiestéticas acumulaciones grasas.

No está de más volver a recomendar, en cualquier caso, una dieta equilibrada rica en frutas y verduras, además de ingerir un mínimo de dos litros diarios de agua, sin olvidar la práctica habitual de un ejercicio físico moderado.

En todos los casos, se debe acudir a un profesional especialista en la piel (dermatólogo) para que realice un diagnóstico exacto del tipo de celulitis que padece, y del tratamiento que le será más beneficioso y adecuado.

Existen muchos tratamientos para reducir la celulitis. Pero recuerde que para escoger el suyo, debe consultar a su médico. Él sabrá aconsejarle. Sin embargo, para poder comprender sin dificultad cualquier tratamiento de la celulitis, deben haberse comprendido las causas y el mecanismo de implantación de la misma.

Podemos decir que la celulitis consiste en una grasa atrapada, rebelde, hormonal y resistente a los regímenes intensos y aislados.

Por consiguiente, resulta fácil comprender la utilidad de un tratamiento local. Éste deberá modificar esta grasa atrapada, liberarla y, finalmente, reintegrarle su antigua función que había perdido (grasa de reserva utilizable).

Una vez realizado un tratamiento local eficaz, que logre que la celulitis se haya transformado en grasa ordinaria, se deberá proceder a hacerla desaparecer. El único medio para cumplir este último objetivo, es el régimen. Por consiguiente, hay que comprender la real necesidad de esta parte del tratamiento, que es la alimentación.

Por último, si bien es posible reducir la celulitis con un régimen y un tratamiento local, es indispensable tratar sus causas profundas ya que, si éstas persisten, la celulitis reaparece rápidamente.

Así pues, el tratamiento de la celulitis no debe ser único. Un régimen aislado sería ineficaz. Un tratamiento local exclusivo, sería perfectamente inútil. Y un simple tratamiento general eliminaría las causas profundas, pero sin limpiar las zonas con celulitis preexistentes.

Podemos afirmar, entonces, que lo más eficaz e ideal para combatir la celulitis, es una combinación de un régimen adecuado, un tratamiento general y un tratamiento local.

Ya nos hemos explayado en otro capítulo acerca de los posibles regímenes alimenticios, por lo tanto nos abocaremos ahora, a los tratamientos locales y generales.

Reiteramos que será un profesional, quien estudie cada caso y recomiende el tratamiento conveniente a seguir.

Tratamiento general

Cuando las causas son profundas, se examinarán diversos factores como ser el exceso de foliculina, los desequilibrios nerviosos, las causas digestivas, las alteraciones circulatorias y los problemas del agua y de la sal.

Sin la evaluación real de las causas profundas, no hay ningún tratamiento que sea perdurable. Por más que la celulitis fuera eliminada, ésta volvería a aparecer, ya que si no fueran atacadas las causas y presistieran, los efectos no tardarían en reproducirse.

Tratamiento contra el exceso de foliculina

Es el tratamiento de fondo indispensable y suele ser aconsejado, sobre todo, cuando los signos de exceso de foliculina son muy destacables o demostrados mediante controles hormonales.

Existen diversos medios para combatir este exceso. Uno de los más empleados, es la utilización de progesterona. Esta hormona femenina se opone ligeramente a la foliculina, y no resulta de ninguna manera riesgosa para un desequilibrio ni virilización.

Cuando el exceso de foliculina es grave y molesto, y el caso presenta resistencia a la progesterona, suele emplearse una hormona masculina; con dosis muy pequeñas se obtienen resultados espectaculares. Sin embargo, esta terapia no es recomendada en jóvenes ni en mujeres que tengan un sistema velloso muy desarrollado.

Tratamiento regulador del sistema nervioso

Como mencionamos en otro capítulo, existen factores de orden psicológico (como el estrés, el insomnio, el nerviosismo, etcétera) que favorecen la aparición de problemas relacionados con la circulación y por ende, promueven el proceso de formación de celulitis.

La relajación es un método natural que acciona sobre el sistema nervioso a través de la mediación del sistema muscular. Es un método simple, que permite eliminar la tensión nerviosa latente, generadora de angustia y de insomnios.

Todas estas terapias deben ser prescritas por un profesional, sobre todo en mujeres sometidas a choques afectivos o psicológicos.

Existen numerosos tipos de medicamentos que controlan el sistema nervioso. Dentro de los mismos se encuentran:
• Los sedantes (que deben utilizarse en mujeres cuya neurosis es externa: las impacientes o arrebatadas);
• los tranquilizantes (que deben utilizarse en mujeres cuya neurosis sea mucho más interna: las emotivas, ansiosas o depresivas);
• los somníferos (que permiten recuperar un sueño quizá artificial, pero muy beneficioso).

Tratamiento de las causas digestivas

Dentro de estas causas tenemos como protagonista al estreñimiento. Es la primera causa digestiva y es necesario eliminarla, puesto que es la responsable de la intoxicación crónica.

Cabe aclarar que su tratamiento no debe ser realizado sin conocimiento, ya que no se deben utilizar medicaciones violentas que afectarían a los intestinos.

Como primera medida, hay que inclinarse por un régimen rico en vegetales. Los mismos (que constan de celulosa) llenan el intestino y le permiten una mejor eliminación. Además, se debe consumir mucha agua, lo que impide la disminución y el aletargamiento de las materias fecales.

Por otro lado, para combatir el estreñimiento, se recomienda gimnasia abdominal, ya que tonifica la musculatura del abdomen y combate la inmovilidad intestinal. Para ser eficaz, debe ser regular y practicarse por la mañana en ayunas.

Además, puede utilizarse aceite de parafina que lubrifica el intestino. Este medio simple constituye, junto con el régimen, un tratamiento básico de un estreñimiento. Su acción debe ser prolongada y, aunque resulte lenta, es perdurable y reguladora.

En aquellos casos rebeldes, es conveniente recurrir a los supositorios de glicerina o de bilis y, a veces, a los laxantes suaves.

Tratamiento de la intoxicación hepática

El hígado es a menudo responsable del empeoramiento de la celulitis. En los casos en que así sea, se deben tener en cuenta tres medidas:

• Comenzar un régimen de protección del hígado, que elimine los cuerpos tóxicos y los venenos alimentarios (tales como el alcohol, las grasas cocidas, los platos demasiado condimentados, los embutidos, los huevos cocidos y las salsas).

• Realizar un tratamiento protector del hígado.

• Finalmente, se recomienda a las mujeres que se encuentren dentro de esta situación abstenerse de la píldora anticonceptiva.

Tratamiento con diuréticos y potasio

Estos dos medicamentos poseen una acción sobre el agua y la sal del organismo; por consiguiente son útiles para la mujer con celulitis, que generalmente retiene agua.

Los diuréticos

Son substancias destinadas a acelerar la eliminación de agua y de sal a través del riñón. Suelen utilizarse desde hace varios años, en las retenciones patológicas de agua, empleándose posteriormente en el tratamiento de la obesidad y la celulitis.

Aclaramos que como la celulitis es una grasa atrapada, muy rica en agua y en sal, mientras no sea liberada de su aprisionamiento por un tratamiento local eficaz, el diurético será ineficaz e inútil. Por lo tanto, el diurético es útil desde el principio, pero nunca aisladamente. Debe actuar conjuntamente con el tratamiento local.

En cambio, deben conocerse los peligros e inconvenientes de esta terapia.

Puede resultar útil utilizar diuréticos en el tratamiento de la celulitis, pero sólo bajo vigilancia y consejos médicos, y en un período muy delimitado dentro de dicho tratamiento.

El potasio

Es un elemento muy útil en el tratamiento de la celulitis. Sirve para competir con el cloruro sódico (o sal de mesa) en los tejidos, luchando contra sus nocivos efectos sobre la retención de agua.

Tratamiento local

En este tipo de tratamiento se pone de manifiesto el progreso de las técnicas; sin embargo estos progresos han sido tan rápidos que aún no se conocen todos los tratamientos existentes.

Por otro lado, los tratamientos locales son aquellos que, psicológicamente, despiertan mayor interés a quienes padecen celulitis. Esto se debe a que en ellos, la acción parece ser la más directa e inmediata.

Sin embargo, existe una gran gama de tratamientos locales, que producen desiguales resultados.

En primer lugar y para descartarlos, expondremos aquellos que resultan perjudiciales para la salud.

Los tratamientos perjudiciales

Algunos tratamientos locales no sólo son inútiles sino que además pueden empeorar la celulitis:

El masaje traumatizante

Es el más extendido entre estos tratamientos nocivos. Consiste en atacar la celulitis con medios mecánicos o manuales. Estos masajes son muy dolorosos y se efectúan con la intención de romper la celulitis, intentando eliminarla.

Sin embargo, no existe ningún medio mecánico capaz de liberar las partículas de celulitis aprisionadas entre los tejidos conjuntivos. En cambio, este tipo de masaje lleva, a largo plazo, a un desprendimiento de la celulitis responsable de las formas fláccidas, de tratamiento más difícil.

El masaje por aire a presión

Este tipo de masaje consiste también en desprender y reblandecer la celulitis. Por otro lado, la violencia del aire expulsado irrita la circulación superficial, y es a menudo causa de várices de y equimosis.

El ejercicio físico intensivo

Es también un tratamiento extendido de la celulitis. Tiene el objetivo de tratarla mediante una musculatura intensa y prolongada. Sin embargo, la celulitis no es una grasa utilizable, ya que se encuentra aprisionada, y en cambio son las grasas situadas en otros territorios las que corren el riesgo de ser quemadas por este exceso de consumo de energía. Resulta, por consiguiente, indispensable eliminar la celulitis antes de iniciar este tipo de ejercicios físicos.

Productos anticelulíticos

Dentro de estos productos podemos encontrar dos, que detallaremos a continuación:

• **Enzimas o difusores:** son productos muy conocidos, desde hace tiempo. Las enzimas son cuerpos biológicos, que permiten una reacción química en el seno de la materia viva. Las enzimas anticelulíticas atacan al tejido conjuntivo disolviéndolo y liberando progresivamente las grasas, con lo que resulta fácil consumirlas mediante el régimen proteínico.

• **Los derivados tiroideos:** poseen una acción conocida desde hace tiempo, consistiendo la misma en incidir continuamente sobre la combustión de las grasas metabolizadas por vía general. Son adelgazantes, pero causan alteraciones desagradables como por ejemplo palpitaciones, nerviosismo, temblores y depresión. Al ser utilizados localmente no persisten ninguno de estos inconvenientes y la combustión de grasas se acelera localmente. Sin embargo, no hay ningún derivado tiroideo que, utilizado aisladamente, sea activo sobre la celulitis. Por lo tanto, hay que combinarlo con enzimas, que son las únicas que liberan la grasa, así como el régimen, que disminuye la combustión.

Métodos de introducción de los productos anticelulíticos

Existe un pequeño arsenal de terapias médicas fiables que sirven para combatir este problema, que no sólo es estético sino también de salud (ya que la celulitis se relaciona con la aparición de várices y otros trastornos de la circulación).

Entre los métodos más nombrados para prevenirla y combatirla, podemos citar:

• La mesoterapia.
• La electroestimulación, introducción eléctrica o ionización.
• La liposucción y la lipoescultura.
• La ozonoterapia.
• El drenaje linfático.

• La termogénesis o termoterapia.
• La carboxiterapia.

Todos estos métodos, unos más sofisticados que otros, algunos más conocidos que los restantes, se aplican en función de la gravedad del problema. Pero todos se llevan a cabo en institutos o clínicas de belleza, ya que precisan la intervención de profesionales preparados.

Los dos primeros métodos tienen por objetivo hacer penetrar los productos anticelulíticos hasta la celulitis, para que puedan ser utilizados localmente.

Mesoterapia o introducción por inyección

La mesoterapia consiste en la administración, en dosis muy bajas, de productos que se introducen en el interior de la piel afectada mediante pequeñas infiltraciones.

Para decirlo de otro modo, este método consiste en infiltraciones subcutáneas, por las cuales se introducen substancias medicamentosas bajo la piel.

Esta técnica comenzó a practicarse en los años 50 y desde entonces han ido mejorando los productos usados.

El primer procedimiento conocido fue la inyección en estrella. Era un método muy simple, que hacía penetrar las sustancias a través de una aguja; pero esta solución era dolorosa y, sobre todo, demasiado circunscrita. Este procedimiento consistía en agujas largas que se desplazaban un cuarto de vuelta sin extraerlas.

Actualmente, este método ha sido abandonado por ser muy doloroso.

Hoy día se utilizan verdaderos cócteles compuestos de anestésicos locales, despolimerizantes, tónicos vasculares, fibrinolíticos y lipolíticos que se aplican mediante una multi-inyección, esto es, una jeringuilla con varias agujas.

Este procedimiento es realmente eficaz y utiliza, como dijimos, un multi-inyector o inyección en erizo. Se trata de un aparato montado sobre una jeringa que permite utilizar un gran número de agujas; de este modo se pueden introducir simultáneamente una decena de agujas, ofreciendo la sensación de una sola.

Este método tiene dos ventajas:
• Poder inyectar productos sobre una gran superficie, del modo menos doloroso posible.
• La acción combinada de estas numerosas inyecciones.
La mesoterapia ataca la celulitis en tres frentes. Por un lado, activa la micro circulación de la zona, regenerando así los tejidos y ayudando a eliminar los líquidos y edemas localizados; por otro lado, elimina las toxinas al mejorar la circulación y finalmente, diluye la grasa de las capas subdérmicas (a las que no llegan las cremas). Combinada con la mesoterapia, está el método de láser terapia, que es capaz de multiplicar los efectos de la primera y acelerar el proceso de absorción de las sustancias inyectadas. La energía lumínica del láser se aplica en la zona tratada, en sesiones que duran aproximadamente veinte minutos.

Los resultados de la mesoterapia son bastante permanentes.

Después de cada sesión pueden aparecer pequeños hematomas, que en pocos días se eliminan.

La mesoterapia es un método muy eficaz para mejorar la calidad y textura de la piel, haciendo desaparecer simultáneamente el dolor asociado a ciertos tipos de celulitis.

Sin embargo, está contraindicado en zonas de mucha celulitis o en personas con problemas circulatorios severos.

Electroestimulación, introducción eléctrica o ionización

Se puede decir de este método que es el menos doloroso, ya que no utiliza inyecciones. Por otro lado, puede ser utilizado a menudo, ya que irrita poco la piel y su acción es absolutamente local. La ionización o electroestimulación consiste en utilizar las propiedades de un cierto tipo de corriente, capaz de hacer penetrar a través de la piel una solución medicamentosa.

Por ejemplo, si se quiere ionizar un producto anticelulítico a través de un muslo, se colocan dos placas (o electrodos), unidos a un aparato generador de corriente ionizante; sobre la placa negativa, se aplica el producto medicamentoso que se coloca sobre la zona celulítica; la placa positiva se sitúa en el otro lado del muslo. Cuando pasa la corriente, circula de la placa negativa a la placa positiva y arrastra con ella moléculas del producto que se detienen en las células donde desarrollarán su máxima capacidad de acción. En sólo veinticinco minutos de ionización, se hace pasar el 80% del producto. Debido al escaso dolor que produce y a su posibilidad de ser aplicado sobre amplias superficies, es el método de elección para el tratamiento de la celulitis, pero siempre asociado con la multi-inyección.

Liposucción y lipoescultura

Ambos métodos, la liposucción y la lipoescultura, son cirugías estéticas. En la primera, el procedimiento es aspirar los depósitos de grasa por medio de una cánula introducida previamente en la zona celulítica. La liposucción es una técnica quirúrgica sencilla, recomendada para la celulitis más resistente.

Estos dos métodos son una solución radical y rápida para atacar el problema de la celulitis.

No está de más aclarar que, por tratarse de técnicas quirúrgicas, deben ser realizadas por profesionales médicos y en centros de seguridad confiables.

Ozonoterapia

Una de las aplicaciones más útiles de la ozonoterapia, y también menos conocida, es la del tratamiento de la celulitis localizada. Este método es aplicado en España desde hace apenas dos años, pero en Italia se viene utilizando desde hace una década con buenos resultados.

La combinación de ozono y oxígeno mejora la circulación, facilita la disolución de los ácidos grasos insaturados y disminuye además el nivel de ácido úrico.

La ozonoterapia se administra en 10 ó 15 sesiones de diez minutos de duración que se aplican dos veces por semana.

En cada sesión se inyectan aproximadamente unos 200 centímetros cúbicos de ozono, mediante inyecciones de escasa profundidad (apenas 3 milímetros). Una vez introducido el gas se efectúa un pequeño masaje para que éste se reparta bien por la zona a tratar.

La combinación de oxígeno y ozono logra oxigenar los tejidos y mejorar la microcirculación capilar.

Además, el ozono posee propiedades antiinflamatorias, bactericidas y analgésicas.

Nunca se han manifestado efectos contraproducentes en este tratamiento, tales como reacciones alérgicas o pigmentaciones adicionales (que sí pueden aparecer en la mesoterapia).

Al inyectarse ozono, se utilizan agujas más finas, resultando menores los pinchazos que se efectúan. Es debido a esto, y a que resulta menos dolorosa, que la ozonoterapia está sustituyendo a los tratamientos convencionales.

Los resultados mejoran cuando se combina con drenaje linfático y una dieta adecuada.

Drenaje linfático

El drenaje linfático consiste en un masaje manual o mecánico, que tiene por objetivo ablandar los nódulos de grasa y limpiar la zona de obstrucciones.

Esta técnica facilita la circulación linfática, ayuda a descongestionar los tejidos y a afinar los muslos y las piernas.

La eficacia de este masaje aumenta cuando se aplica durante el mismo una crema anticelulítica.

El drenaje linfático no sólo ayuda a prevenir la celulitis, sino que repercute beneficiosamente en la salud general. Esto se debe a que desintoxica el entorno en el que sobreviven nuestras células, estimulando la microcirculación y mejorando el drenaje linfático.

Cabe aclarar que el drenaje linfático está contraindicado en personas que sufren problemas cardiovasculares o circulatorios de cierta importancia.

Termogénesis o termoterapia

Este es un método muy sofisticado de última generación que favorece el consumo de calorías y, por consiguiente, la eliminación de grasas.

Se realiza por medio de la aplicación de ondas de rayos infrarrojos sobre los adipocitos, ayudando a quemar artificialmente las grasas.

Carboxiterapia

Un centro clínico de España ha incorporado recientemente un nuevo tratamiento contra la celulitis.

Este se denomina Carboxiterapia y consiste en la administración, por vía subcutánea, de anhídrido carbónico mediante un aparato que distribuye el gas de manera controlada. Para la inyección se utiliza una fina aguja, y su aplicación se acompaña de masajes para una correcta distribución del producto.

El anhídrido carbónico favorece el flujo sanguíneo y moviliza las grasas incrustadas en el tejido, mejorando el aspecto cutáneo y reduciendo la consistencia del tejido adiposo. Se administran en el transcurso de 10 y 20 sesiones, de unos 15 minutos cada una, distribuidas en intervalos semanales. Este tratamiento resulta indoloro.

Tratamientos coadyuvantes

Estos tratamientos, en general, son menos activos, por lo que se sugiere utilizarlos como complemento o bien como tratamientos de mantenimiento.

Dentro de los tratamientos coadyuvantes, podemos mencionar:
- El masaje circulatorio
- El hidromasaje
- La aplicación de tiroxina
- La oxigenoterapia

El masaje circulatorio

Este masaje es el más interesante. Se puede decir que su acción es realmente eficaz en las celulitis de las piernas y de las rodillas cuando están asociadas a alteraciones circulatorias.

Puede realizarse manualmente, pero es muy largo y engorroso. También puede hacerse mediante la utilización de botes neumáticos. Se trata de grandes bolsas neumáticas que, colocadas bajo los muslos, se hinchan y se deshinchan rítmicamente comprimiendo y relajando regularmente las piernas y los muslos. La acción sobre la circulación es inmediata y favorece enormemente el tratamiento de la celulitis.

El hidromasaje

Otro de los métodos coadyuvantes, utilizados por los profesionales, es el hidromasaje. Consiste en hidromasajes en bañeras especiales y duchas a presión o mangueras.

Explicado con mayor precisión, este método consiste en sumergir al paciente en una bañera de agua templada. Dentro de la misma, recibe un masaje de burbujas, que después es seguido de otro masaje, a mayor presión, aplicado por el fisioterapeuta, mediante una manguera.

Aplicación de tiroxina

La aplicación local de tiroxina es un excelente método coadyuvante. El mismo consiste en favorecer la penetración de pequeñas cantidades de tiroxina a través de la piel, ayudados por un disolvente particular.

Es aconsejable aplicar esta solución, después de haber enrojecido la zona con un guante rugoso enjabonado y haberla enjuagado y secado.

Por otro lado, es aconsejable repetir diariamente esta aplicación.

La oxigenoterapia

Es un buen método auxiliar.

El oxígeno es desintoxicante, relajante y activador de la combustión de grasas, con lo cual permite una mejor oxigenación de los miembros inferiores en caso de alteraciones circulatorias.

Este método se utiliza, preferentemente, en formas combinadas y su empleo debe estar siempre controlado por un médico.

Un tratamiento ideal

Para finalizar con el tema de los tratamientos realizados por profesionales, y antes de dedicarnos a otros tratamientos (naturales, llevados a cabo en el hogar), les ofrecemos una combinación ideal de terapias para lograr resultados óptimos.

Un tratamiento ideal bien programado debe constar de la asociación de ionización, multi-inyección y masajes mediante botes neumáticos.

La ionización debe practicarse en tres sesiones semanales. Cada sesión durará unos veinticinco minutos. Aún dos sesiones podrían resultar útiles, pero una sola a la semana es insuficiente e inútil.

El masaje con botes neumáticos se debe practicar con una periodicidad igual que la de la ionización. La ionización y el masaje circulatorio se complementan para formar una sesión tipo, de tratamiento local.

La multi-inyección debe administrarse una vez a la semana.

Para saber cuál es la duración de un tratamiento local de la celulitis, podemos decir que cada caso es diferente a los demás, ya que posee sus individualidades.

Sin embargo, cuando se siguen en forma correcta y adecuada el régimen y el tratamiento local, serán necesarias, generalmente, entre diez y treinta sesiones. Por lo tanto, veinte sesiones podrían ser un buen término medio.

Tratamientos en casa

Hay diversos tratamientos, que además de tratar la celulitis ayudando a las terapias profesionales, comprometen a mejorar nuestro estilo de vida y la salud en general.

La idea de estos tratamientos alternativos es la de despertar la capacidad de ayudarnos a contribuir al propio proceso curativo. Ayudarnos a equilibrar cuerpo, mente y espíritu. Necesitamos tener una actitud mental y de vida positiva, aceptándonos como somos e intentando mejorar aquello que no nos gusta de nosotros y nos hace mal.

Los tratamientos alternativos, **además de acompañar a las terapias indicadas por un profesional,** sirven para ayudarnos a reestablecer el equilibrio y armonía en el cuerpo y nos hacen detener un instante y dedicarnos a nosotros mismos. Esto se debe a que la mayoría de los tratamientos que aquí citaremos precisan de tiempo y dedicación, preparativos y concentración.

Explicaremos algunos de estos sistemas (favorables para combatir la celulitis) y su forma de preparación y aplicación.

Dentro de estos tratamientos, podemos encontrar:

- Fitoterapia
- Fangoterapia
- Hidroterapia

Fitoterapia (tratamiento por medio de plantas curativas)

Todos sabemos que donde hay hombres, crecen vegetales que alimentan y plantas que tienen propiedades curativas.

Puede afirmarse que allí donde se desarrolla vida humana, también se desarrollan diferentes especies de estas plantas, con un significado y fin bien determinado.

El error es no comprender ese fin y no aprovechar lo que la Naturaleza pone a nuestro alcance.

Las plantas son tan ricas en todos los elementos que el hombre necesita para rebosar salud, que resulta necio de nuestra parte no beneficiarnos de ellas. Para eso están, para servirnos.

La tarea de las plantas es simple y concreta: purifican, reconstruyen y curan.

Las plantas curativas, al estar ligadas fuertemente con la tierra, poseen todos los elementos que de ella reciben y que, justamente, son los que nuestros cuerpos necesitan para la salud.

Estos elementos son: sodio, hierro, magnesio, potasio, calcio, silicato, azufre, manganeso y yodo, entre otros.

Todos ellos, sales minerales, que resultan indispensables para la salud del hombre.

Algunas plantas poseen más de unos que de otros elementos; por lo tanto, como cada parte del cuerpo precisa determinados elementos, existen varias plantas que son más afines y adecuadas para resolver los problemas correspondientes a esa parte del cuerpo.

Además de sales minerales, las plantas contienen sustancias integradoras, altamente necesarias para nuestro organismo, y que no las recibimos por medio de la alimentación. También se encuentran en ellas, sabias compañeras, las vitaminas y hormonas, vitalmente necesarias para nuestro cuerpo. Las glándulas corporales secretan constantemente hormonas, que mantienen el buen funcionamiento vital del cuerpo. Las hormonas regularizan la función de los distintos órganos, vigilando que todo funcione como es debido.

Las hojas verdes, parte importantísima de las plantas curativas, ayudan a un constante reestablecimiento de las hormonas, tan importantes para el organismo humano.

Y para finalizar esta extensa lista de componentes maravillosos que poseen las plantas, mencionamos a las sustancias amargas, al tanino y a los distintos aceites volátiles. Estas sustancias también son de gran importancia en nuestro cuerpo, tanto para su buen funcionamiento como para curar determinadas enfermedades.

Recordemos que las plantas:
Ayudan a ordenar nuestro metabolismo.
Reconstruyen el organismo.
Limpian la sangre y los tejidos del cuerpo humano.
Purifican el organismo.
Expulsan las sustancias extrañas y perjudiciales.

¿Cómo preparamos las plantas?
Antes de realizar diferentes preparados con las plantas curativas, es necesario recolectarlas.

Por consiguiente y en primer lugar, aconsejamos que si usted cuenta con un lugar confiable donde recolectar las plantas (jardines o terrenos cercanos a su vivienda, que no se encuentren bordeados por carreteras, ya que las plantas se verían contaminadas por los tóxicos vehiculares; tampoco recolecte plantas que contengan pesticidas ni otros plaguicidas químicos), debe priorizar esta posibilidad antes de obtener las mismas en un comercio.

Recuerde que las plantas curativas no deben ser recolectadas en su totalidad para permitir que esa especie pueda recuperarse y reproducirse en el futuro cercano; debe elegir ejemplares jóvenes que presenten buen aspecto; se deben recolectar en un día de sol, secarlas a la sombra y guardarlas (una vez bien secas) en bolsas de papel, rotuladas. Si tiene dudas ante el ejemplar que va a recolectar, consulte con alguien experto en la materia antes de consumir dicha planta.

Si está dispuesto a recolectar las hierbas medicinales por sus propios medios, recuerde hacerlo con atención y alegría. El solo hecho de hallarse inmerso en la naturaleza y estar en contacto con la tierra, ya es una buena acción que lo energizará de inmediato.

De todas formas, si no cuenta con las plantas medicinales a su alrededor, consulte en un comercio confiable dedicado a la herboristería o dietética.

Las plantas o hierbas curativas pueden ser aplicadas de diversas formas. Si se sabe aplicar dichas plantas en cada caso de manera adecuada, seguramente obtendrá enormes beneficios.

Existen diversas formas de aplicar plantas y hierbas curativas. Le explicaremos solamente las que les recomendamos para depurar el organismo, favoreciendo al control de la celulitis.

Infusión, cocimiento o decocción

Para cualquiera de estas preparaciones, en general (salvo que se especifique lo contrario en la descripción de cada planta) se utiliza **una cucharada sopera de plantas secas desmenuzadas por cada taza de agua.** Una taza equivale a 250 cm3 de agua.

Infusión
La infusión es la manera más usual de aplicar y consumir plantas medicinales.

En dicho preparado, las partes que se utilizan comúnmente son las hojas y las flores, debiendo ser desmenuzadas antes de utilizarlas.

Se vierte agua hirviendo en un recipiente que contenga las hojas y/o flores de la planta seleccionada, se tapa y se deja reposar durante 10 minutos. Luego se revuelve y se cuela. Si desea endulzar la infusión, es preferible utilizar miel o edulcorante antes que azúcar.

Si se quieren utilizar también los tallos y raíces, debe cortarlos en partes muy pequeñas para obtener las sustancias que contienen. También, debe dejar reposar la infusión por más tiempo (por lo menos de 20 a 30 minutos).

Recuerde, en ambos casos, tapar la infusión durante el reposo, con el fin de que las sustancias no se evaporen.

Al utilizar partes blandas (hojas, hierbas), no es necesario hervirlas para extraer los principios medicinales que tanto beneficio nos aportan.

Si en cambio utilizamos hojas duras (raíces, semillas, cortezas, etcétera), necesitan ser hervidas en forma de cocimiento o de cocción.

Cocimiento o decocción

Se coloca la cantidad de agua necesaria junto con las plantas desmenuzadas en un recipiente adecuado. Todo junto y frío, se lleva a fuego lento y se deja hervir la preparación durante unos minutos. Transcurrido ese tiempo, se retira del fuego, se tapa y se deja reposar por 10 minutos. Luego se lo cuela para consumir.

En cualquiera de los dos casos pueden ser combinadas dos o más plantas (cada cual preparada como corresponda), aumentando el poder curativo de cada una de ellas.

En el caso de la **celulitis**, las hierbas y plantas que se sugieren y su modo de preparación son:

- Cocimiento de **sen** (desintoxica el hígado).
- Cocimiento de **diente de león, tilo y raíz de cerezo**
(receta depurativa para eliminar toxinas).
- Cocimiento de flor de tilo, **flor de naranjo y flor de lavanda**
(receta contra el hambre ansiosa).
- Infusión de **ortiga.**

Propiedades de las plantas mencionadas

Sen (Cassia abovata)

De esta hierba sólo se utilizan las hojas, que tienen la propiedad de ser laxante y purgante según la dosis empleada.

Esta infusión debe usarse de vez en cuando, ya que si se la emplea habitualmente, puede ocasionar irritación en el tubo digestivo, dando lugar a dolores y molestias.

Para alivianar el mal gusto de las hojas de sen, conviene primero escaldar las hojas y, descartar el agua resultante. Luego se pone agua al fuego y cuando hierve, se echan las hojas de sen escaldadas. Se deja hervir un par de minutos, se saca del fuego y se deja reposar tapado por diez minutos. Colar y consumir, de ser posible, en ayunas.

Esta tisana no debe consumirse durante la menstruación, embarazo o si el tubo digestivo está inflamado.

El té de sen actuará como laxante, si se toma una taza pequeña y como purgante si se toma una taza grande. En ambos casos, utilizar 10 gramos de sen por cada litro de agua.

Cocimiento de diente de león, tilo y raíz de cerezo

Utilizar una cucharada de cada hierba, mezclarlas con medio litro de agua mineral y llevar a hervor, durante tres minutos. Dejar reposar tapado, por media hora y enfriar en heladera. Tomar esta bebida, media hora antes de las comidas.

Diente de león (Taraxacum officinale)

La principal característica del diente de león es la de ser depurativa y limpiar la sangre y el organismo, liberándolo de toxinas. Esta planta protege al hígado y a la vesícula biliar, y aumenta el número de glóbulos rojos, regenerando y vivificando a la sangre.

Es recomendada en casos de hipertensión arterial, colesterol alto, mala circulación y anemia entre otras enfermedades.

A las brillantes propiedades nutritivas y curativas del diente de león, contribuyen los nutrientes que en ella se encuentran: vitaminas y sales minerales como por ejemplo potasio, calcio, sodio, magnesio, silicio, etcétera.

Para consumirla, se puede o bien utilizar sus flores y hojas crudas en ensaladas, o bien realizar una infusión de sus hojas o decocción de sus raíces.

Al igual que la ortiga, puede consumirse de varias maneras. Si en determinada época del año no se consigue esta planta, puede adquirírsela seca en una herboristería o dietética. De esta forma se puede disponer de esta planta todo el año. Sin embargo, conviene consumirla fresca cuando se trata de ensaladas o jugos.

Tilo (Tilia europea)

Se emplean las flores desecadas, constituyendo uno de los mejores sudoríficos y antiespasmódicos del reino vegetal.

Las flores de tilo son sudoríficas, diuréticas, tónicas y calmantes de los nervios. Se utilizan en trastornos digestivos, facilitando la digestión.

Cocimiento de flor de tilo, flor de naranjo y flor de lavanda

Se utilizan 40 gramos de cada hierba, se mezclan con 1 litro de agua mineral y se hierven durante 10 minutos. Luego se tapa y se deja reposar en la heladera (durante otros 10 minutos) para beber frío cada vez que se sientan deseos de algo dulce. Puede endulzarse con edulcorante.

Lavanda (Lavándula officinalis)

Es una planta realmente eficaz para situaciones de estrés, insomnio, mal humor y dolores de cabeza. Además de usarse en cocimiento, puede emplearse en aceite, vertiendo gotitas en un hornillo y aspirando su agradable y relajante aroma.

Ortiga (Urtica dioica L.)

Esta maravillosa planta mantiene en orden el organismo humano, en especial la sangre, el estómago, el canal intestinal, los riñones y los pulmones. La ortiga contiene los elementos vitales para el hombre (calcio, hierro, magnesio, sodio, azufre, silicio).

Puede llamársela la reina de las plantas depurativas, desintoxicantes, sedantes, vivificantes y curativas.

Esta planta es principalmente depurativa de la sangre y diurética. Entre muchas enfermedades y afecciones, la ortiga es utilizada como remedio para la anemia, enfermedades de los riñones, asma, úlceras intestinales, etcétera.

Por ser una excelente limpiadora de impurezas (tanto en la sangre como en el resto del cuerpo), puede aprovechársela tomando un jugo de ella, 3 veces a la semana. Esta receta es ideal para purificar, fortificar y curar el organismo. Es tan buena para jóvenes, como para adultos o ancianos.

La ortiga puede consumirse (además de cruda en ensaladas), preparada en infusión. Puede utilizársela fresca o seca.

Y para finalizar con las hierbas y plantas curativas, les ofrecemos dos recetas anti celulitis:

La primera actúa eliminando líquidos. La misma ayuda a drenar el líquido retenido en el tejido graso.
15 gotas de abedul
15 gotas de helix
15 gotas de centella
Se diluye todo en 250 gramos de agua mineral y se bebe.
La segunda, está realizada a base de mirtillo. El mirtillo es un movilizador de grasas, descongestiona y contribuye a suavizar la famosa "piel de naranja". Se consigue en herboristerías y no presenta contraindicaciones.

40 gotas de extracto de mirtillo, diluidas en 250 gramos de agua mineral sin gas. Tomar una vez por día, lejos de las comidas.

Fango terapia

También llamada geoterapia, utiliza tierra como agente curativo.

La tierra cura de un modo maravilloso. Al igual que las plantas, tiene infinitas propiedades beneficiosas para la salud.

Utilizando cataplasmas de barro, podremos combatir muchísimas enfermedades.

El barro cura porque combate la fiebre interna y local.

El barro es regenerador, desinflamante, descongestionante y purificador.

Cataplasmas de barro

Para conseguir tierra buena, basta con dirigirse a algún terreno cercano con una pala y cavar unos veinte centímetros o más, para encontrarla en estado virgen.

Puede ser arcilla, tierra pedregosa o negra, no arenosa. Pasarla por un cernidor o cedazo, para quitarle los pedregullos e impurezas y luego colocarla en un recipiente adecuado. Agregarle agua natural y revolver hasta que quede una masa suave y blanda.

Extenderla sobre un lienzo apropiado y colocarlo sobre la parte del cuerpo que se desee. Con otro lienzo seco o una hoja de papel de diario doblado se cubre y luego se realiza un fajado con un tercer lienzo, paño de lana o algodón, que se abrochará con alfileres de gancho, manteniendo firme el emplasto.

El espesor del barro será de aproximadamente de un centímetro para los adultos.

Al quitarse el emplasto, pasarse una toalla húmeda para quitarse los restos de barro de la piel.

Si la persona que se realiza la cataplasma es propensa al frío, dejar pasar media hora entre emplasto y emplasto para que el cuerpo reaccione bien y logre entrar nuevamente en calor.

Hidroterapia

Se llama hidroterapia, a las distintas terapias en las que se utiliza agua. El agua posee un alto valor terapéutico, y convierte a la hidroterapia, en un método económico, eficaz y fácil de aplicar.

Este tipo de tratamiento ofrece una cura tanto para la piel como para el resto del organismo. El agua caliente no sólo abre los poros de la piel, sino que los dilata, favoreciendo la expulsión de todos los cuerpos impuros acumulados en el cuerpo. También el agua caliente activa los vasos sanguíneos y demás vasos del cuerpo, mejorando la circulación y la acción del metabolismo.

Nada tiene mejor influencia sobre la ventajosa formación de la sangre que un tratamiento con agua caliente. Luego del mismo, se aumenta considerablemente el número de corpúsculos rojos de la sangre. Por consiguiente, este tratamiento además de ser estimulante, expulsivo, purificante y curativo, es nutritivo y reedificante.

La hidroterapia es un remedio casero muy eficaz, y en el caso de la celulitis, es ideal realizar baños alternados de agua caliente y fría durante quince minutos en las piernas (o en todo el cuerpo) para estimular la circulación.

Si le duelen las piernas o los tobillos se hinchan después de una jornada laboral, estos baños aportan una gratificante relajación.

La terapia puede complementarse introduciendo las piernas en agua con sal yodada.

Si tiene várices, este tipo de baños son imprescindibles.

Ofrecemos diversas opciones para aplicar la hidroterapia:

• Baño restaurador alternado (puede realizarse una vez por semana)

• Baño restaurador frío. (Una vez por día)

• Frotaciones con toalla, activan la circulación de la sangre. (Aplicar, por lo menos, una vez por día, antes de acostarse)

Baño restaurador alternado caliente y frío

Este tipo de baño ayuda a la función intestinal eliminando las partículas excrementicias que se acumulan en los intestinos debido al estreñimiento.

El baño restaurador alternado no sólo ayuda en caso de estreñimiento o estorbos de la digestión, sino también en hinchazones, afecciones de la piel dolores de cabeza entre otros.

Realizar el baño restaurador ya sea en una bañera, en un fuentón o en otro recipiente que pueda ser llenado de forma tal que usted pueda sentarse en él cómodamente, con el agua cubriendo sus riñones y dejando los pies y las piernas fuera.

Antes de sentarse en dicho recipiente, vierta en él agua caliente a la temperatura que su cuerpo pueda soportar. Si hace frío, puede cubrirse las piernas, los pies y las partes superiores del cuerpo que no estén sumergidas en el agua. A medida que el agua vaya enfriándose, vierta de a poco más agua caliente.

Comience a realizar masajes sobre su intestino grueso, ayudado por un paño de hilo, lienzo o simplemente un trozo de toalla. La piel irá enrojeciéndose, pero este efecto pronto desaparecerá.

Los masajes se irán haciendo comenzando por la ingle derecha, subiendo hasta llegar debajo de la caja toráxica, pasando transversalmente hasta el costado izquierdo y bajando luego hasta terminar en la ingle izquierda. Repetir dicha operación varias veces de arriba hacia abajo en el mismo lugar e ir avanzando rápidamente, favoreciendo la evacuación de las sustancias retenidas.

La frotación se aplicará en forma recta, para pasar luego a realizarlas en forma de arco.

La duración de este baño será de entre 15 a 20 minutos. De todas formas, se tendrá presente la resistencia física en cada caso, ya que deben evitarse enfriamientos perjudiciales para la salud. Es preferible hacer baños de corta duración, aunque se repitan con mayor frecuencia.

Cada 10 ó 15 minutos, deberá mudarse a otro fuentón previamente preparado con agua fría, permaneciendo en el mismo durante 1 y 3 minutos. En este caso, debe cuidar que los pies y las piernas (que quedarán fuera del agua) estén bien abrigados por una manta o frazada.

En este último recipiente se practicarán las fricciones con el paño de hilo hasta que se cumplan los 3 minutos, volviendo finalmente al agua caliente, repitiendo la operación hasta cumplir con los minutos sugeridos.

El baño restaurador alternado, puede durar aproximadamente una hora.

Baño restaurador frío

Este baño ofrece excelentes resultados, ya que activa los órganos vitales, normalizando la función intestinal, quitando la fiebre interna y descongestionando el cerebro y otras partes del cuerpo. El baño restaurador frío produce alivio y vigor a todo el organismo.

El agua fría, por medio de frotaciones, produce un estímulo y reactivación de los órganos que, por influencia de la mala alimentación y los perjudiciales hábitos de vida, se han ido adormeciendo y debilitando.

Para aplicar este baño, se debe proceder como en el caso anteriormente citado, pero llenando el recipiente con agua lo más fría posible. Se realizarán frotaciones con un paño, en forma de arco. Este tratamiento durará entre 5 y 40 minutos.

Tanto la temperatura del agua como la duración de esta operación, dependerán de la tolerancia y resistencia de cada uno.

Si este tratamiento se lleva a cabo en época invernal, se deben evitar perjudiciales enfriamientos, por lo tanto, es conveniente realizarlos en una habitación abrigada, cubriendo con mantas los pies, las piernas, la espalda y el pecho.

Al finalizar el tratamiento, se puede entrar en calor mediante ejercicios suaves, que lo ayudarán a reactivar la circulación de la sangre.

Frotación fría con toalla

Este tratamiento promueve la circulación de la sangre, tonifica el sistema nervioso y activa la piel.

Para realizarlo, se toma una toalla y se la moja con agua fría (en época invernal, las personas más débiles, pueden utilizar agua más templada), se la estruja luego y se comienza con las frotaciones.

Se frota primero la pierna derecha, comenzando por el empeine hacia arriba, pasando por una fracción del pecho, hasta el hombro del mismo lado (derecho). Se moja la toalla nuevamente y se vuelve a comenzar por el mismo lado, pero empezando por el tobillo y luego se va subiendo por ese costado hasta llegar a la axila, se pasa la toalla por debajo del brazo hasta la palma de la mano y se sube por el reverso de la misma hasta terminar en el hombro.

Luego, se repite toda la operación, pero del lado izquierdo del cuerpo.

Después se realiza la frotación por las partes internas de las piernas, subiendo por el tobillo de la pierna derecha hasta los órganos genitales y de allí se continúa hasta el tobillo de la otra pierna.

Para finalizar, se moja nuevamente la toalla y se la aplica en la espalda bajándola rápidamente hacia los pies, logrando una reacción pareja en todo el organismo.

Por último, se pisa la toalla con ambos pies y se procede a vestirse de inmediato para evitar enfriamientos.

Se aconseja luego realizar algunos ejercicios leves para entrar en calor nuevamente. En épocas invernales, para normalizar la temperatura corporal, también se sugiere meterse en la cama cubierto de frazadas al finalizar este tratamiento.

Las frotaciones no deben superar los 5 minutos.

Entre cada pasada de la toalla conviene cambiar el doblez y usar una parte de la misma no utilizada anteriormente.

CAPÍTULO **5**

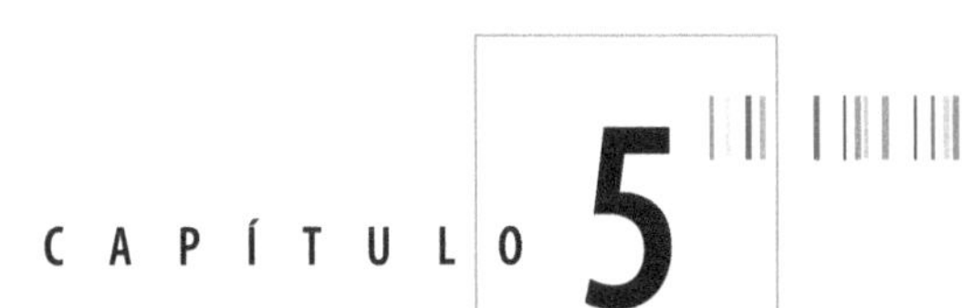

: PREGUNTAS
FRECUENTES

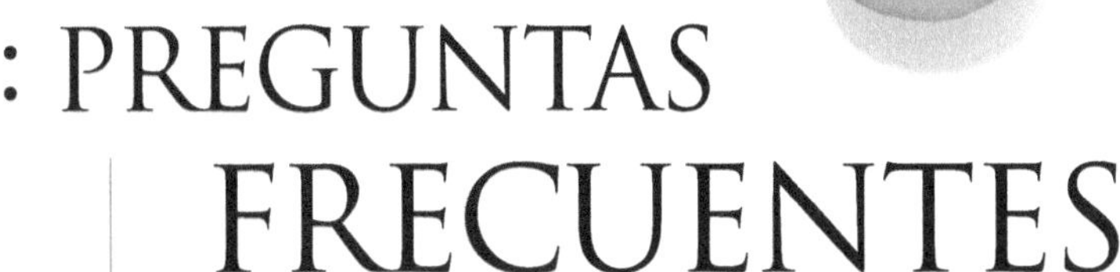

Como cierre del tema de la celulitis y a modo de síntesis, compartimos con los lectores algunas preguntas frecuentes sobre el tema.

¿Qué pasa en la piel cuando se ve poceada?

Cuando la superficie de la piel tiene el clásico aspecto celulítico, es porque bajo ella hay una acumulación de agua y toxinas dentro de los adipocitos.

Estas células hinchadas presionan hacia fuera la piel, cuyo tejido conectivo es una especie de malla. Como hay partes de esta estructura que son inextensibles y partes más elásticas, se marcan esos hoyuelos característicos justo en las zonas inextensibles, formando antiestéticas ondulaciones.

El sistema linfático, que recoge las toxinas, no tiene la capacidad suficiente para eliminar estas acumulaciones

¿Cuál es su índice de incidencia?

Hasta un 90% de las mujeres la padecen en mayor o menor medida en algún momento, haciéndose más común a medida que van envejeciendo. Esto se debe a que los tejidos pierden parte de sus capacidades elásticas y se dificulta el funcionamiento de los sistemas circulatorio y linfático

¿Qué se puede hacer en estos casos?

Entre otras cosas, moverse. El ejercicio físico activa la circulación sanguínea y linfática, haciendo que la acumulación de estas grasas y toxinas no sea tan sencilla.

Además, el ejercicio produce un efecto de aumento de masa muscular, tejido que necesita mucha energía para subsistir, lo cual repercutirá positivamente en la reducción de los depósitos grasos. A la vez los tejidos se reafirman, tonifican y endurecen de forma que siempre mejora el aspecto de la piel.

También hay que favorecer el proceso con una alimentación adecuada y con terapias, como los masajes, que ayudan a movilizar dichas toxinas.

La celulitis, ¿es hereditaria?

Cuando en la familia se tiene antecedentes directos de celulitis, hay una gran probabilidad de que se la desarrolle.

¿Es normal adelgazar y seguir con celulitis?

Generalmente, sí. De hecho, hay personas obesas sin celulitis y personas delgadas con piel de naranja. Más que una cuestión de peso es una cuestión de mal drenaje linfático y de falta de tono muscular.

La musculatura tensa la piel y tiende a mejorar el aspecto de las zonas con celulitis. Por eso, es conveniente hacer un buen plan de ejercicio que tonifique los músculos.

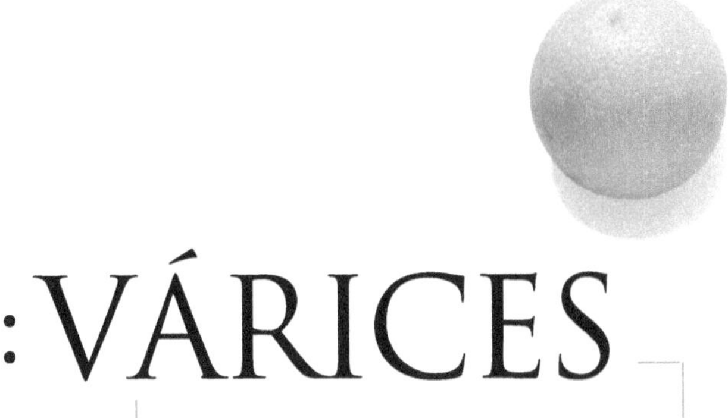

:VÁRICES

Actualmente el tema de las várices se encuentra en su apogeo, siendo las mujeres embarazadas quienes más las padecen. Sin embargo, no son sólo las personas de sexo femenino quienes las sufren, sino que hay un gran número de hombres en edad avanzada y hasta jóvenes que padecen esta enfermedad.

Las venas varicosas o insuficiencia venosa superficial se caracterizan por la dilatación, alargamiento y tortuosidad de las venas de las piernas.

Se trata de una afectación de las venas, que se da principalmente en las extremidades inferiores. Esta afectación es causante de una dilatación en las venas, aumentando su diámetro y haciendo que las mismas sean visibles a través de la piel.

Cuando las venas dilatadas ejercen presión, pueden romperse produciéndose hemorragias peligrosas.

Debe saberse que la piel, en la zona afectada por várices, es muy delgada y débil.

Síntomas

Dentro de los síntomas, encontramos en forma evidente los vasos dilatados en las piernas. Además, puede haber pesadez de piernas, cansancio y sensación de hinchazón, sobre todo al estar de pie, mejorando al andar o al elevar las piernas.

También pueden aparecer calambres, principalmente por la noche y en la zona de la pantorrilla. Posteriormente picor en tobillos y en los pies, con manchas violáceas en la piel.

En determinados casos y si la dolencia avanza, la piel puede mancharse de color oscuro y pueden aparecer incluso úlceras (más aún cuando la persona que las padece se rasca sobre las mismas).

Entonces podemos decir que la dilatación de las venas, puede apreciarse por la presencia de várices en las piernas o por sentir dolor, calambres, pesadez, picazón, cansancio, etcétera.

Alcance de la enfermedad

Las várices no siempre ocasionan dificultades en la circulación sanguínea. Por lo tanto, aclaramos que el síndrome varicoso es un proceso benigno. Cuando dicho proceso no se acompaña o no es ocasionado por una insuficiencia venosa profunda, va a quedar limitado a la dilatación de las venas de las piernas, junto con los síntomas antes descriptos. Incluso debe saberse que cuando aparecen úlceras en las piernas, si éstas son debidas sólo a las várices, resultarán fáciles de curar.

Aquella persona que padezca de várices, no debe temer por sus piernas ni por sufrir una trombosis venosa. Estas son enfermedades diferentes y, por lo tanto tienen una clínica, un tratamiento y una evolución diferente.

Quien tenga várices no tiene por qué padecer de mala circulación. Aclaramos que se trata de una alteración de las venas; que son los vasos que sacan la sangre de las extremidades y la devuelven al corazón, mientras que las arterias conducen la sangre desde el corazón y la distribuyen por todo el organismo.

Cuando las arterias enferman, principalmente de arteriosclerosis, van reduciendo progresivamente su grosor y comienza a llegar menos sangre de lo que debiera a los distintos territorios afectados, como son el corazón y las piernas, apareciendo lo que se llama falta de riego sanguíneo (isquemia). La isquemia puede causar dolor al caminar una determinada distancia y lesiones a nivel de la piel, que en etapas muy avanzadas pueden poner en peligro las extremidades. Esta última enfermedad no tiene nada que ver con las várices

Causas

A pesar de los constantes estudios que siempre están en marcha, no se ha determinado aún, a ciencia cierta, la causa por la que aparecen las várices.

Sin embargo, se tiene dentro de las probabilidades al estreñimiento crónico, la pereza intestinal, los abusos del tabaco y del alcohol, los excitantes en general, las enfermedades del hígado y el mal funcionamiento de los intestinos.

Existen otros factores que pueden intervenir en la aparición de várices como el aumento de la presión de las venas por estar de pie, por retención de agua, por disminución del retorno de la sangre de las piernas, por compresión a nivel del abdomen (útero, prendas ajustadas).

Por otro lado, dentro de la medicina se plantean varias teorías que tratan de dar otras explicaciones al problema:

Teoría hereditaria

Según esta teoría, habría un componente hereditario importante. Esta teoría se basa en una observación de varias familias en las que está presente la patología varicosa en diversos miembros de la misma. Esta teoría es determinante en el caso de un defecto congénito llamado agenesia valvular, es decir, falta de válvulas en el interior de las venas de las extremidades.

Teoría hemodinámica

La teoría hemodinámica trata de explicar la aparición de las várices por una incapacidad del sistema venoso de las extremidades inferiores al manejar las variaciones del flujo sanguíneo en dichas zonas. De esta forma, las venas se irían dilatando al almacenar una cantidad de sangre excesiva para su capacidad, debido a un mal funcionamiento de los sistemas reguladores del flujo sanguíneo.

Teoría de la pared venosa

En este caso, se dice que las várices aparecen por un defecto de la propia pared de las venas. Estas tendrían una especie de debilidad en sus paredes, de tal forma que no podrían soportar la presión hidrostática de la sangre que contienen y se irían dilatando hasta aparecer las várices.

Luego de haber expuesto las probables causas y las distintas teorías que podrían explicar la aparición de las várices, podemos decir que el hecho fundamental es que las válvulas que existen en el interior de las venas de las piernas y que permiten que la sangre vaya sólo en sentido ascendente (de los dedos del pie al corazón) se alteran, dejan de funcionar correctamente y permiten que cierta cantidad de sangre se desplace hacia abajo.

De este modo, la sangre se acumula y resulta más difícil que salga de las piernas, ya que tiene que luchar contra la fuerza de la gravedad. Por consiguiente, la sangre se va estancando y las venas comienzan a dilatarse, apareciendo las várices.

Si el proceso continúa, por aumento de la presión hidrostática de la sangre, podrían salir elementos sanguíneos desde el interior de las venas a los tejidos de alrededor y la piel de las piernas comenzaría a alterarse. En este caso, el proceso podría devenir en una dificultad para que el oxigeno llegara a los tejidos, apareciendo en consecuencia la úlcera varicosa.

Tratamiento

En primer lugar, y para obtener exitosos resultados, el paciente debe comprender su enfermedad y llevar a cabo todas las medidas higiénicas y preventivas necesarias para ayudar al funcionamiento de sus venas. De esa forma, le será más fácil combatirla.

Como dijimos anteriormente, uno de los primeros síntomas de la enfermedad varicosa, puede ser el cansancio y pesadez en las piernas que se pone de manifiesto al final de la jornada, sobre todo si el paciente permanece mucho tiempo de pie.

También puede aparecer más adelante la sensación de hinchazón en los tobillos y calambres nocturnos. Por último, pueden observarse las venas de las piernas dilatadas, haciéndose más tortuosas, siendo claramente visibles y palpables y desapareciendo cuando el paciente coloca las piernas en alto (a favor de la fuerza de la gravedad, la sangre sale fácilmente de las piernas y se vacían las venas varicosas).

En la medida en que el cuadro avanza, la piel alrededor de los tobillos se volverá oscura y, por último, pueden aparecer úlceras (aunque esto no tiene por qué ocurrir, ya que deben darse otra serie de circunstancias).

Recordemos que una de las claves del problema es el mal funcionamiento de las válvulas que existen dentro de las venas, y que al costarle más trabajo a la sangre salir de las piernas y al tener que luchar contra la fuerza de la gravedad, el paciente debe de ayudar a su sangre a salir y moverse hacia el corazón.

Por lo tanto, el primer punto será evitar estar de pie, siempre que esto le sea posible.

Existen otras medidas a tomar en cuenta para tratar las várices:

• Elevar las piernas cuando esté cansado.
• Evitar usar prendas de vestir ajustadas para facilitar la libre circulación de la sangre (como fajas, ligas, calcetines que dejan marca, ropa ceñida, tacones muy altos).
• Para aquellas mujeres que se depilan con cera, no es aconsejable que utilicen la misma muy caliente. Esto se debe a que las altas temperaturas dilatan las venas y así almacenan más sangre.
• Por la misma razón, el calor directo en las piernas (estufas, mesas, camillas, bronceados prolongados) está contraindicado.
• Evitar llevar peso excesivo, porque aumenta la presión intraabdominal y eso empujaría la sangre venosa hacia las piernas, siendo perjudicial.
• Por la misma razón se debe combatir el estreñimiento, pues al defecar con esfuerzo se desplaza la sangre del abdomen hacia las piernas.
• Concluir la ducha con un buen frotado de agua fría en las piernas (ver Hidroterapia, en Tratamientos Alternativos).
• Evitar la obesidad.
• Se recomienda el ejercicio suave (como pasear, andar en bicicleta y nadar).

Tratamiento médico

Dentro de los tratamientos profesionales, podemos encontrar cuatro que son utilizados para tratar las várices:

• Venotónicos: Alivian los síntomas y favorecen el retorno venoso.
• Medias elásticas: Comprimen desde fuera a las venas y se impide así que se llenen de sangre, favoreciéndose el retorno de sangre al corazón.
• Cirugía: Por medio de una cirugía, se extirpan las venas varicosas. De esta forma, la sangre se reconduce por su camino correcto.
• Escleroterapia: Este tratamiento consiste en la inyección, en el interior de la vena varicosa, de una sustancia irritante que produce una flebitis química controlada de la vena afectada, anulándose de esa forma. Se consigue así el mismo efecto que con la cirugía: eliminar la vena varicosa.

Cabe aclarar que todo paciente que sufra la patología varicosa, debe ser tratado tanto desde el punto de vista médico como quirúrgico, por especialistas y en lugares habilitados.

Tratamientos alternativos

Ya hicimos mención de este tipo de tratamientos en la sección de Celulitis. Los mismos nos sirven para equilibrar la salud en general y atacando en particular aquella dolencia que nos aqueja.

Nos abocaremos ahora a mencionar y desarrollar las terapias y formas de aplicación que resultan efectivas para tratar las várices.

Tratamiento por medio de frutas y hortalizas

Si tenemos que mencionar un alimento ideal para el ser humano, podemos hablar sin dudarlo de las frutas y las hortalizas. Estas no sólo ayudan a conservar la salud, sino que actúan benéficamente para curar determinadas enfermedades.

Las frutas y hortalizas contienen, entre otros elementos, minerales, vitaminas, hidratos de carbono y celulosa. Se pueden consumir, o bien crudas (cuidadosamente lavadas), o bien realizando una cura con las mismas. En cada caso explicaremos el método pertinente.

Es sorprendente el éxito que tienen determinadas frutas y hortalizas en la cura de enfermedades. En el caso de las várices, podemos citar la siguiente (además de sugerir un consumo elevado de frutas de estación, sobretodo mandarinas, pomelos y naranjas):

• El limón

Se puede decir del limón que ocupa un lugar protagónico dentro de las frutas, ya que posee un poder curativo de gran envergadura, pudiendo curar más de cien enfermedades. Este fruto contiene un elevado porcentaje de vitamina "C".

También es, sobre todo, un consumidor de ácidos. En la parte del cuerpo, cualquiera sea ella, en que se encuentren las toxinas y sustancias perturbadoras (ya sea en la sangre, en algún órgano o en los tejidos) es hacia donde se dirige el limón para combatirlas, disolverlas y expulsarlas.

Como la mayoría de las enfermedades son provocadas por el exceso de acidez en la sangre, órganos o tejidos, el limón es un excelente remedio.

El limón actúa en el hombre sano como preventivo y en el hombre enfermo como combativo.

Está científicamente comprobado que los microbios, luego de estar por unos minutos en el jugo del limón, son destruidos por él.

El limón puede consumirse de dos maneras diferentes: o bien tomándolo entero o bien sorbiendo su jugo diluido en agua.

Cuando se realiza una cura de limones, es importante estar siguiendo un régimen alimentario saludable. De esta forma, el limón puede, sin obstáculos, desempeñar su función curativa.

Después de una cura intensiva de limones, conviene hacer un intervalo, suspendiendo por un lapso el consumo de esta fruta para continuar la dieta habitual.

Cura de limones:
En el caso de las várices, una cura de limones logrará la purificación de la sangre y mejorará su estado viscoso.

Depende de la gravedad de la enfermedad, la cantidad de limones tomados en forma de jugo y la frecuencia de la toma.

• En una enfermedad leve, tomar el jugo fresco de entre 5 10 limones por día.
• En una enfermedad grave, el de 10 a 15.
• En una enfermedad severa, el de 15 a 20 o más.

El jugo de limón debe ser fresco y exprimido en el momento. De lo contrario, si se prepara por ejemplo, por la mañana para ir sorbiéndolo durante el día, perderá gran parte de sus propiedades.

Para aplicar esta cura, hay que realizarla en forma gradual, aumentando progresivamente la cantidad de limones, para luego, hacia el final de la cura, ir disminuyéndola también en forma progresiva.

Con respecto a la duración de la cura, aconsejamos practicar la de menor tiempo. Es mejor realizarla con más frecuencia, que una sola vez durante un lapso más prolongado.

Es importante que, mientras se practica esta cura, no se realice ayuno de ningún tipo.

Al finalizar la cura, es conveniente evitar el consumo de limones por algún tiempo, para dejar descansar al cuerpo y no debilitarlo.

A lo largo de la cura de limones, conviene también consumir jugos de plantas curativas (ortiga, borraja, lengua de vaca, etcétera), así como jugo de diferentes verduras (espinaca, zanahorias, etcétera).

Tratamiento por medio de plantas curativas (fitoterapia)
Ya hemos explicado en la sección de Celulitis, los beneficios de las hierbas y plantas curativas y sus formas de prepararlas.

Pasaremos a detallar las plantas beneficiosas para combatir las várices:

• Zarzaparrilla (Smilax officinalis)

Dentro de esta familia, podemos encontrar varias especies: la zarzaparrilla de Honduras oficinal, de Tampico o de Méjico; la zarzaparrilla roja, barbuda o de Jamaica; la zarzaparrilla de Portugal o de Brasil y la zarzaparrilla de Europa.

Esta planta tiene la virtud principal de ser depurativa de la sangre. Además es sudorífica y diurética. Está indicada en casos de impurezas de la sangre y erupciones en la piel.

Se utilizan las raíces de esta planta, colocando de 20 a 30 gramos de las mismas en un litro de agua. Se prepara en cocimiento y se beben 2 o 3 tazas al día.

No debe beberse en grandes dosis, ya que podrían producirse vómitos y otras molestias.

• Sanguinaria

La sanguinaria es un arbusto de veinte a treinta centímetros de altura, que posee flores rojas. Se la llama también carrasquilla, camedro y germandrina.

Se utilizan las partes verdes de la planta, teniendo propiedades tónicas y purificadoras.

Suele empleársela para combatir impurezas en la sangre, picores y escozores en la piel, entre otras afecciones.

Se la prepara en infusión, colocando 20 gramos en un litro de agua. Beber 3 tazas al día.

Tratamiento por medio de hidroterapia

También se ha explicado este tratamiento en la sección de celulitis. En el caso de las várices, se recomienda realizar:

• Frotaciones frías con toalla (ya explicadas) para producir una circulación más eficiente. Aplicar dos o tres veces al día.

• Baño restaurador frío (ya explicado), dos veces por día, de 20 a 30 minutos.

• Baño restaurador alternado (ya explicado), una vez por semana.
• Baños de vapor locales sobre las partes afectadas.
• Baños de vapor locales.

Este tipo de baños se aplican a diferentes zonas del cuerpo, según lo indique la necesidad. Este método puede durar de 15 a 30 minutos, aconsejándose que cada 5 minutos y a la finalización de dicho baño, se realice una frotación fría con toalla sobre la parte tratada.

Los vapores locales tienen una acción curativa sobre inflamaciones, granos, úlceras, afecciones cutáneas, etcétera.

Para lograr un mayor efecto, pueden agregarse al agua con la que se realiza el baño hojas de llantén, malva y cola de caballo.

El objetivo principal de este tratamiento es el de eliminar del organismo las impurezas que se encuentran acumuladas. Esto se logra por medio de la transpiración, que se consigue por medio del vapor del agua caliente. El mismo eleva la temperatura de la superficie del cuerpo, obligando a la sangre a activar su circulación y abriendo los poros de la piel.

Para aplicar este tipo de baño, es necesario contar con una silla con esterilla. Se debe colocar debajo de la misma un calentador eléctrico y, sobre el mismo, un recipiente de agua que tendrá que hervir paulatinamente. De este modo, se produce un vapor abundante hacia todo el cuerpo.

Es necesario cubrirse con una sábana, y por encima con una manta o frazada, para que el vapor no tenga salida. Debe dejarse la cabeza al descubierto. Los pies deben ser colocados sobre un banquito para que no se enfríen.

Puede beberse, durante los baños de vapor, una taza de te de tilo o borraja para ayudar al cuerpo a la eliminación de las sustancias perjudiciales.

Al finalizar el baño de vapor con sus respectivas frotaciones frías de toalla, se aconseja meterse en la cama para que el cuerpo pueda conservar la temperatura adecuada.

Tratamiento por medio de geoterapia o fango terapia

En la sección de celulitis hemos explicado este método.

En el caso de las várices, recomendamos aplicar cataplasmas de barro en las zonas afectadas.

Várices en la embarazada

Durante el transcurso de la gestación, se intensifican dos factores que hacen que la mujer esté más propensa a tener várices.

Por un lado, se produce un aumento del volumen de la sangre que ejerce presión en las venas; y por el otro, las secreciones hormonales relajan las paredes musculares de los vasos sanguíneos, haciendo más difícil de lo normal que la sangre regrese de la parte baja del cuerpo hacia el corazón. Además, el peso del útero puede ejercer mayor presión sobre las venas de la pelvis y el estreñimiento puede impedir una buena circulación pélvica.

Todos estos factores hacen que la sangre se acumule en la parte baja del cuerpo, produciendo várices en las piernas, en la vulva o en el recto. Estas várices, además de ser desagradables a la vista, pueden ser dolorosas y producir un gran picor.

Las várices que aparecen en el recto, son las llamadas hemorroides o almorranas.

Las várices de la vulva suelen desaparecer después de dar a luz, mientras que las de las piernas pueden mejorar, siempre y cuando se las trate a tiempo.

Durante el embarazo, la aparición de várices suele darse con mayor frecuencia en aquellas mujeres que deben pasar largos períodos de pie o en aquellas que esperan mellizos o gemelos.

Prevención

Las venas varicosas durante el embarazo, pueden ser prevenidas o, por lo menos, pueden ser minimizados sus síntomas cuando se toman determinadas medidas:

• No permanecer largos períodos de pie o sentada y, siempre que sea posible, elevar las piernas. Andar o reposar acostada de lado.

• Vestir ropa holgada, evitar fajas, cinturones, pantalones ajustados, ligas o medias apretadas y zapatos incómodos.

• Procurar caminar y hacer un ratito de ejercicio cada día.

• Intentar no sobrepasar el peso adecuado para el momento del embarazo.

• Comer bien, incluyendo en la dieta fibras variadas que eviten el estreñimiento.

• No fumar, ya que se ha observado un aumento del riesgo de aparición de este problema, además de perjudicar la salud de su hijo y la propia.

• Utilizar medias elásticas puede ser beneficioso, ya que favorece el masaje de las piernas y el retorno de la sangre.

Signos alarmantes

Durante el período de la gestación, hay determinados signos, que nos avisan que algo no está funcionando bien. Dichos signos son:

El enrojecimiento e inflamación con dolor importante de una várice, ya que puede tratarse de una tromboflebitis superficial. Generalmente se resuelve con el tratamiento adecuado.

Otro signo de alarma es cuando aparece, durante el embarazo, el parto o el post-parto, un cuadro llamado trombosis venosa. Esto consiste en la formación de un coágulo de sangre en una vena, en general de las piernas.

El embarazo es un momento de riesgo para la formación de coágulos ya que hay un aumento de la capacidad de coagulación de la sangre, y por otra parte, un enlentecimiento del retorno de la sangre desde las piernas hacia el corazón.

Por último, la situación más grave (aunque poco frecuente) consiste en la formación de un coágulo a nivel de una vena profunda de la pierna, no en las várices superficiales. La gravedad del caso consiste en que este coágulo puede desprenderse e ir al pulmón.

Las pacientes de riesgo, es decir, con mayor probabilidad de sufrir una trombosis, son las gestantes con antecedentes de dicha enfermedad, períodos prolongados de reposo en cama, enfermedades de la coagulación sanguínea y cirugía a nivel de la pelvis.

La trombosis venosa profunda aparece como un dolor en una pierna (generalmente en la pantorrilla), hinchazón y dolor en la pantorrilla al doblar el pie hacia la pierna.

Si el coágulo de sangre se desplaza hacia el pulmón, se presentará dificultad al respirar, aumento de las pulsaciones del corazón, tos y malestar general.

El **tratamiento** en estos casos es siempre hospitalario y se debe administrar tratamiento anticoagulante hasta el parto, durante el cual se suspende y varias horas después del parto, se reinicia hasta unas semanas más.

Siempre se realizará un estudio completo descartando enfermedades de la coagulación sanguínea y otras posibles causas de su aparición.

Cabe aclarar que ante alguno de estos signos, hay que acudir a un profesional para que evalúe la gravedad del caso.

Tratamientos alternativos

Hay una amplia gama de tratamientos a seguir, para combatir las várices durante el embarazo, pero cada mujer responderá de manera distinta a cada uno.

Por lo tanto, ofrecemos varias sugerencias:

Fitoterapia

Existen algunas plantas, como la ortiga, la milenrama, el crataegus o espino blanco y la hierba de San Juan, que sirven para mejorar la circulación sanguínea. Todas ellas se beben en infusión.

Si se precisan más datos al respecto, o se desea obtener orientación, es conveniente consultar a un herbolario.

• Ortiga

Mencionamos sus propiedades en la sección de Celulitis.

• Milenrama (Achillea millefolium)

Esta planta es llamada también milefolio, mil hojas, artemisa, hierba de los carpinteros, etcétera. Durante el verano produce unas pequeñas flores de color blanco y rosado. Se recoge durante la floración, siendo conveniente desecarla con rapidez y conservarla lejos de la humedad.

La milenrama tiene grandes propiedades como la capacidad de depurar la sangre, la astringente y sobre todo, la antihemorroidal.

Se utilizan las hojas y las flores, en forma de infusión, colocando de 15 a 20 gramos de ellas en un litro de agua.

• Hierba de San Juan o Hipérico (Hypéricum perforatum)

Esta planta posee propiedades antivirales y ayuda a mejorar la circulación sanguínea.

Se bebe en infusión, utilizando sus hojas y flores.

Crataegus, espino blanco o espino albar (Crataegus monogyna)

Este árbol es un gran protector del corazón. Es buen diurético y antioxidante, rejuveneciendo el organismo en general, y a las venas y arterias en particular.

Está especialmente indicado en casos de insuficiencia cardíaca, hipertensión, arteriosclerosis, y para aliviar piernas con várices.

Se aconseja consumirlo en infusión, utilizando sus flores y hojas.

Dentro de la **fitoterapia**, también se recomienda realizar baños de asiento en el caso de hemorroides.

Para ello, se utilizan:
- 120 gr. de olmo seco.
- 60 gr. de raíz de consuelda.
- 2,25 l. de agua.

Se deben echar las hierbas en una cacerola con el agua, y dejar hervir a fuego lento durante 8 horas. Luego, se cuela el líquido y se lo coloca en un recipiente bajo.

Para realizar los baños de asiento, sentarse en dicho recipiente con el líquido durante 15 minutos, al menos dos veces al día.

Al finalizar el baño, secar bien toda la zona genital.

Acupuntura o Shiatsu

La acupuntura sostiene que a lo largo y ancho de nuestro cuerpo hay meridianos por los que circula una energía o flujo vital, llamada Chi.

Estos meridianos o líneas, están relacionados con distintos órganos. Si la energía vital fluye libremente, experimentaremos en nuestro cuerpo armonía y salud.

El especialista en acupuntura, "acupuntor", introduce en el cuerpo del paciente finísimas agujas que deshacen los bloqueos y estimulan puntos a lo largo de los meridianos, corrigiendo la energía estancada y equilibrándola.

La acupuntura y el shiatsu resultan muy efectivos para combatir, entre otros trastornos funcionales, los problemas de circulación.

Es imprescindible que quien quiera tratarse por medio de la acupuntura, lo haga sólo con un especialista.

Como dijimos anteriormente, la aplicación de la acupuntura se logra mediante agujas muy finas. El acupuntor, luego de la relajación adecuada por parte del paciente, inserta las agujas en los distintos puntos del cuerpo, sobre los meridianos. Este proceso suele ser indoloro, ya que las agujas penetran sólo las capas superficiales de la piel.

Una vez insertadas las agujas, se puede sentir un leve hormigueo, que cesa a medida que aumenta el flujo de energía, dando lugar a una sensación de bienestar.

Las agujas son extraídas, sin dolor, después de entre un minuto y media hora. El tiempo depende de la complejidad del caso.

El acupuntor puede realizar, además, otras técnicas como ser la presión de los dedos (Shiatsu) o el masaje. Todas estas terapias apuntan a estimular los puntos específicos para revertir la enfermedad.

CAPÍTULO **7**

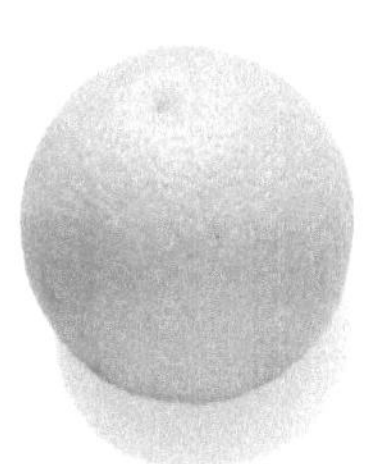

: ESTRÍAS

Las estrías constituyen un problema que no solo afecta a las mujeres, sino también a los hombres y, a diferencia de las arrugas que aparecen con la edad, se pueden encontrar también en personas jóvenes, tanto hombres como mujeres.

En el caso de mujeres embarazadas, se puede decir que entre un 50 y un 90% de ellas desarrollan estrías.

Las estrías se deben al rompimiento de las fibras elásticas de la piel. En la medida en que la piel se estira, las fibras con menos elasticidad se rompen creando marcas a las que llamamos estrías.

Entonces, podemos decir que las estrías, que se hacen visibles como bandas paralelas de la piel, aparecen como consecuencia de la rotura de las fibras del tejido conjuntivo, haciéndose evidentes en la epidermis. En un principio las estrías son de color rosáceo, luego rojizo y finalmente blancos.

Las estrías básicamente son el reflejo de la separación de la piel. Pero cabe aclarar que la piel al estirarse no duele. Sin embargo puede, a veces, producir una sensación de ardor ligero o pulsación.

Los lugares más frecuentes donde aparecen las estrías son el abdomen o vientre, los muslos, las nalgas, las caderas, el busto, la articulación de las rodillas y los brazos.

Cabe destacar que donde aparecen estrías, no crece vello, ya que las mismas lo eliminan.

Síntomas

Como dijimos anteriormente, las estrías se hacen evidentes como líneas en la piel, o bien como marcas, bandas blanquecinas semejantes a cicatrices, líneas sin pelo, etcétera.

Causas

Generalmente, las estrías suponen más un problema estético que médico, ya que responden habitualmente a un estiramiento repentino de la piel.

Esto puede darse, por ejemplo, en el embarazo, en los cambios de peso o en el crecimiento.

Si la aparición de estrías no responde a motivos claros, se sugiere visitar al médico para que dictamine las causas reales. Además de las ya citadas, existen otras que pueden ocasionar la aparición de estrías.

Nuestra piel tiene la capacidad de estirarse para acomodar el aumento en el volumen del cuerpo; La misma es muy elástica, pudiendo tolerar el estiramiento aunque este sea muy grande y se produzca en un período corto.

Sin embargo, la piel tiene un límite. Cuando se llega a dicho límite, las capas profundas de la piel se rompen, haciéndose evidentes en las capas exteriores de la misma. Estas marcas evidentes son lo que conocemos como estrías.

Por otro lado, la pérdida de colágeno y elasticidad en la piel son también causantes de estrías, líneas de expresión, pérdida del tono de la piel y arrugas.

Entonces, cuando se produce una pérdida de elasticidad y colágeno o un estiramiento excesivo de la piel, aparecen las estrías.

Causas frecuentes

Cambios de peso

Un cambio repentino de peso, entre un estado de obesidad y otro de delgadez, puede causar la aparición de estrías.

Por otro lado, el simple hecho de bajar repentinamente de peso, puede ocasionar los mismos signos.

Embarazo

El aumento de volumen en el embarazo, con el consiguiente estiramiento de la piel, es una de las causas más habituales en la aparición de las estrías.

Cambios hormonales

El caso más común es cuando las niñas alcanzan la pubertad,

produciéndose un crecimiento repentino que puede originar estrías (en el busto u otras zonas).

Enfermedades
Algunas enfermedades, como la de Cushing, en la que está implicado el funcionamiento de hormonas que afectan al buen estado de la piel. Por otro lado, hay enfermedades como alergias ocasionadas por el contacto con productos químicos o de limpieza de la casa, que también pueden producir estrías.

Medicamentos
Otra de las razones que puede desencadenarlas es el uso habitual de ciertos medicamentos, como los que contienen cortisona.

Herencia
Esta puede ser una de las causas más comunes. Sin embargo cabe aclarar que para que se desarrollen las estrías, la disposición genética debe estar combinada con alguna de las otras causas.

Estrés
Una situación de tensión emocional repercute en el equilibrio corporal, empeora la oxigenación celular, y puede manifestarse en la piel.

Salud general de la piel
Una piel seca combinada con una alimentación pobre, que no provea todos los nutrientes a la piel, hace que ésta sea más propensa a desarrollar estrías.

Desarrollo rápido de músculos
Este es el caso de las personas que se dedican al físico culturismo. En estos casos, los músculos desarrollan un gran tamaño, en un período corto y como consecuencia la piel se rompe, creando estrías.

Prevención

En general, los profesionales de la piel afirman que nada puede hacerse para prevenir la aparición de estrías en momentos como el embarazo, cuando existe el estiramiento de la piel. Sin embargo, todas las otras causas pueden prevenirse.

Por ejemplo, evitar los cambios bruscos de peso, es una de las medidas más adecuada para que no aparezcan estrías. En caso de embarazo es conveniente, a partir del segundo o tercer mes, aplicar una crema hidratante en los muslos, caderas, senos, vientre y pecho. Por las mañanas, un masaje en movimientos circulares con un guante de crin en las zonas mencionadas ayudará a activar la circulación y evitar su futura aparición.

Ofrecemos al lector una serie de consejos, para prevenir las estrías:

Evitar bajar y subir de peso rápidamente.

Mantener la piel hidratada, por medio de cremas, ungüentos o aceites. Las pieles secas son más susceptibles a las estrías. Las cremas o aceites ricos en vitaminas A y E son recomendadas.

Hidratar la piel por dentro. Esto se logra bebiendo agua, ya que la misma es un elemento vital. Si no se toma suficiente agua, ninguna crema podrá hidratar la piel.

Comer sanamente, para que la piel esté saludable.

Tratamientos Profesionales

Se puede decir que las estrías son, en general, difíciles de eliminar. Sin embargo, en la actualidad, existen varios tratamientos profesionales eficaces.

Son pocos los tratamientos que realmente eliminan las estrías, pero hay muchos otros que mejoran su apariencia. Con el fin de conseguir mejores resultados, es aconsejable tratarlas cuando comienzan y todavía lucen rojizas.

Dentro de los tratamientos profesionales que se emplean actualmente, podemos mencionar:

• Microdermoabración
• Tratamientos con Retina A.
• Tratamiento láser.
• Ácidos Alfa-Hidróxidos (AHA).

Microdermoabración

Este tratamiento es muy efectivo en la cura o mejoría de las estrías. El mismo utiliza en su proceso una máquina especial y cristales minúsculos, que exfolian la piel a niveles profundos.

La microdermoabración ayuda a mejorar la producción de colágeno y el tono de la piel, mejorando mucho las estrías y hasta, en algunos casos, curándolas. Esta técnica la llevan a cabo, profesionales (dermatólogos) y esteticistas, en clínicas médicas o de estética, respectivamente.

Normalmente se necesitan varios tratamientos para mejorar o eliminar las estrías.

Tratamientos con Retina A

La retina A es muy efectiva tratando las estrías. En recientes estudios se ha mostrado que una concentración alta de Retina A (1%) puede ayudar a mejorar las estrías.

Sin embargo, esta sustancia tiene contraindicaciones, y durante el tratamiento puede haber irritación excesiva e hinchazón ligera en la piel. Por consiguiente, se debe consultar a un profesional acerca del uso de la misma.

En la mayor parte de los países, la Retina A se vende sólo con receta médica.

Tratamientos láser

Los tratamientos láser son cortos, indoloros y no dejan cicatrices. Para muchos dermatólogos es la cura contra las estrías.

El rayo láser penetra la piel, haciendo que el calor que produce en las capas profundas de la misma aumente su elasticidad. El resultado es una piel más suave y uniforme. Pueden disminuir las estrías con un solo tratamiento, pero normalmente se necesitan varias sesiones.

Algunos dermatólogos combinan el tratamiento láser con un tratamiento de colágeno para que resulte más efectivo.

Ácidos Alfa-Hidróxidos (AHA)

Estos ácidos procedentes de frutas, exfolian la piel. Uno de sus usos es en el caso de las estrías.

Para que las cremas que contienen AHA den resultados, tienen que tener concentraciones no menores al 8%. Existen muchas cremas que contiene AHA y varias de ellas aseguran contener concentraciones de 8 o 10% AHA. Sin embargo, en la mayoría de los casos esto no es verdad. Para asegurarse de ello, conviene obtener dichas cremas en el consultorio del dermatólogo.

Para finalizar, decimos que, aunque no exista el tratamiento 100% efectivo para eliminar las estrías, sí se dispone de varias alternativas que ayudan a disminuírlas en gran medida.

Tratamientos alternativos

Para prevenir o atacar las estrías, ofrecemos varias opciones de tratamientos alternativos:

Acupuntura

Al igual que en las várices, se ha comprobado que la acupuntura mejora el aspecto de las estrías, e incluso posibilita su curación. Los pellizcos suaves circulares con los dedos pulgar e índice sobre las estrías, ayudan a estimular el crecimiento celular.

Fitoterapia y tratamiento a base de hortalizas y frutas

La función principal de la fitoterapia y el uso de hortalizas y frutas en el tratamiento de las estrías, supone la utilización de una serie de plantas, que tienen como objetivo proporcionar aquellos componentes que ayudan a mantener la piel más flexible y menos seca, al aportar más agua y más grasas a este órgano. Dichas plantas constituyen una alternativa barata a los productos de belleza industriales que contienen colágeno. Por otro lado, otro objetivo de la fitoterapia es el de estimular al tejido conjuntivo para que se regenere la zona afectada. Dentro de las hierbas medicinales, hortalizas y frutas que nos pueden ayudar a combatir las estrías, encontramos:

• Uva (Vitis vinifera)

Usada externamente, la uva constituye un cosmético muy eficaz para la protección y embellecimiento de la piel. Esto se debe a que se trata de uno de los mejores humectantes naturales, por lo que hidrata y recupera a la piel de los efectos de la sequedad.

La pulpa de este fruto extendida sobre las estrías en forma de mascarilla durante 20 ó 30 minutos, es un buen recurso para ayudar a que desaparezcan o evitar su formación.

• Zanahoria (Daucus carota)

Esta hortaliza también se usa en forma externa, para curar los problemas de la piel, como eczemas, heridas o quemaduras solares. Es muy útil para mitigar la acción destructiva de los rayos ultravioletas. Por este motivo, la zanahoria forma parte en la composición de muchos filtros solares.

Una mascarilla de pulpa de zanahoria durante media hora, favorece además la tersura de la piel.

Aromaterapia

La aromaterapia utiliza los aceites esenciales y el masaje con el fin de promover la relajación, elevar el nivel de energía y restaurar el equilibrio del cuerpo y la mente.

Los aceites son sustancias aromáticas extraídas de flores, plantas, árboles o frutos, en un nivel puro. Pueden utilizarse en masajes, añadirse al agua, inhalarse o usarse en compresas o vaporizadores.

Algunos aceites esenciales influyen en forma beneficiosa en todo el sistema, mientras que otros tienen empleos bastante específicos. Por ejemplo el azahar y la lavanda (muy empleados en el caso de las estrías), ayudan a promover el crecimiento de nuevas células.

La aromaterapia es un tratamiento eficaz para la fatiga nerviosa y el estrés. También es efectivo para estados de salud en los que se puede influir a través de la piel, como ser problemas de respiración, insomnio, náuseas, estrías, infecciones vaginales, etcétera.

Hay personas especializadas en la aromaterapia, quienes son las más indicadas para sugerir qué aceite esencial es más conveniente en cada persona y en cada caso.

La aromaterapia, aplicada por medio de masajes, se puede llevar a cabo a través de la reflexología o el shiatsu.

Aceite para evitar las estrías

Durante la gestación, para prevenir la aparición de estrías, se puede utilizar un buen aceite aromático, aplicándolo diariamente a partir de los primeros momentos del embarazo:

Una botella de cristal oscuro de 50 ml de aceite de germen de trigo.

Aceite esencial de lavanda.

Aceite esencial de azahar.

Llenar la botella con el aceite de germen de trigo y añadirle 15 gotas de aceite esencial de lavanda y 10 gotas de aceite esencial de azahar. Utilizar este aceite en forma de masaje, diariamente, después del baño.